新编临床疾病治疗与健康管理

公丽萍 乔明霞 相文会 张慧 徐秀玲 徐晋 主编

吉林科学技术出版社

图书在版编目（ＣＩＰ）数据

新编临床疾病治疗与健康管理 / 公丽萍等主编.
长春 ： 吉林科学技术出版社，2024.5. -- ISBN 978-7
-5744-1367-2

Ⅰ．R4；R19

中国国家版本馆CIP数据核字第20246ZW166号

新编临床疾病治疗与健康管理

XINBIAN LINCHUANG JIBING ZHILIAO YU JIANKANG GUANLI

主　　编　公丽萍 等
出 版 人　宛　霞
责任编辑　隋云平
封面设计　李　丹
制　　版　李　丹
幅面尺寸　185mm×260mm
开　　本　16
字　　数　160 千字
印　　张　10.5
印　　数　1-1500 册
版　　次　2024 年 5 月第 1 版
印　　次　2024 年 12 月第 1 次印刷

出　　版　吉林科学技术出版社
发　　行　吉林科学技术出版社
地　　址　长春市南关区福祉大路 5788 号出版大厦 A 座
邮　　编　130118
发行部电话/传真　0431—81629529　　81629530　　81629531
　　　　　　　　　　　　81629532　　81629533　　81629534
储运部电话　0431-86059116
编辑部电话　0431-81629510
印　　刷　三河市嵩川印刷有限公司

书　　号　ISBN 978-7-5744-1367-2
定　　价　62.00 元

新编临床疾病治疗与健康管理

编委会

主　编

公丽萍　山东省临沂市肿瘤医院健康管理中心

乔明霞　枣庄市妇幼保健院

相文会　高唐县人民医院

张　慧　武汉市武昌医院

徐秀玲　菏泽市牡丹人民医院

徐　晋　威海口腔医院

副主编

蒋浩娟　北京市大兴区中西医结合医院

张　英　庆阳市中医医院

叶志军　江西省赣州市于都县人民医院

钟传飞　江西省赣州市上犹县妇幼保健院

于国强　北大荒集团建三江医院

何玉兰　江西省赣州市南康区第一人民医院

前 言

　　本书是一本研究临床疾病治疗与健康管理的医学专著。随着生活水平的提高和医学知识的普及，人们在疾病诊疗过程中对医务工作者的诊治水平与医疗行为的期望和要求也越来越高。应用先进的诊断技术和治疗方法对临床疾病给予及时的、恰当的、正确的治疗。本书首先对内科、妇产科等疾病治疗方面进行了详细的论述，以期为医学工作者提供参考；而后又对健康管理方面内容作了简要论述。本书在编写过程中思路清晰，切实结合临床实际，具有较强的实用性和可操作性。可为广大临床工作者提供一定的参考。

目 录

第一章　呼吸系统疾病

第一节　急性上呼吸道感染

急性上呼吸道感染（upper respiratory tract infection，URTI）是鼻腔、咽或喉部急性炎症的总称。常见病原体为病毒，仅少数由细菌引起。本病患者不分年龄、性别、职业和地区，具有较强的传染性，有时可引起严重的并发症。

一、病因和发病机制

（一）病因

急性上呼吸道感染 70%～80% 由病毒引起。其中主要包括流感病毒（甲、乙、丙）、副流感病毒、呼吸道合胞病毒、腺病毒、鼻病毒、埃可病毒、柯萨奇病毒、麻疹病毒和风疹病毒等。细菌感染占 20%～30%，以溶血性链球菌最为多见，其次为流感嗜血杆菌、肺炎链球菌和葡萄球菌等，偶见革兰阴性杆菌。

（二）诱因

各种可导致全身或呼吸道局部防御功能降低的原因，如受凉、淋雨、过度紧张或疲劳等均可诱发本病。

（三）发病机制

当机体或呼吸道局部防御功能降低时，原先存在于上呼吸道或从外界侵入的病毒和细菌迅速繁殖，引起本病。年老体弱者和儿童易患本病。

（四）流行病学

本病全年均可发病，但冬春季节好发。主要通过含有病毒的飞沫传播，也可通过被污染的手和用具传染。多数为散发性，在气候突然变化时可引起局部或大范围的流行。由于病毒表面抗原易于发生变异，产生新的亚型，不同亚型之间无交叉免疫，因此不仅同一个人可在一年内多次罹患本病，而且间隔数年后易于引起较大范围的流行。

二、病理

鼻腔和咽黏膜充血、水肿，上皮细胞破坏，少量单核细胞浸润，有较多量浆液性及黏液性炎性渗出物。继发细菌感染后，有中性粒细胞浸润和脓性分泌物。

三、临床表现

急性上呼吸道感染主要有以下几种类型。

（一）普通感冒

普通感冒（common cold）俗称"伤风"，又称急性鼻炎或上呼吸道感染，以鼻咽部感染症状为主要临床表现。成人多数由鼻病毒引起，也可由副流感病毒、呼吸道合胞病毒、埃可病毒、柯萨奇病毒等引起。

本病起病较急，初期有咽部干、痒或烧灼感，可有喷嚏、鼻塞、流清水样鼻涕等症状；2～3 天后，鼻涕变稠，常伴咽痛，也可出现流泪、听力减退、味觉迟钝、咳嗽、声音嘶哑和呼吸不畅等。通常无全身症状和发热，有时可出现低热、轻度畏寒和头痛。体检时可见鼻黏膜充血、水肿，有分泌物，咽部轻度充血等。

（二）流行性感冒

流行性感冒（influenza）是由流感病毒引起的急性传染病。潜伏期 1～2 天，最短仅数小时，最长 3 天。起病急骤，以全身症状为主，呼吸道症状轻微。不同个体之间的临床表现和病情严重程度不一。

1.单纯型

单纯型最为常见。通常先有畏寒或寒战，发热，继之全身不适，腰背和四肢酸痛，无力，头昏、头痛。部分患者可以出现食欲不振、恶心、便秘等消化道症状。体温可高达 39～40℃，一般持续 2～3 天后渐降。部分患者有喷嚏、鼻塞、咽痛和咳嗽等症状。轻症患者类似于普通感冒，病程仅 1～2 天。

2.肺炎型

肺炎型常发生于老年人、2 岁以下的儿童或原先有慢性基础疾病者。临床表现为高热、烦躁、呼吸困难、咳血痰和明显发绀，肺部呼吸音减低，可闻及湿啰音、哮鸣音。X 线胸片可见两肺广泛小结节性浸润，近肺门部较多。上述症状常进行性加重，抗感染药物治疗无效。病程常在 10 天至 1 个月以上。多数患者可逐渐恢复，少数病例因呼吸和（或）循环衰竭死亡。

3.胃肠型

胃肠型以恶心、呕吐和腹泻等消化道症状为主。

4.中毒型

中毒型少见。肺部体征不明显，往往高热不退，神志昏迷。成人常有谵妄，儿童可发生抽搐。部分患者可出现循环衰竭。

（三）以咽炎为主要表现的上呼吸道感染

1.急性病毒性咽炎

急性病毒性咽炎临床主要表现为咽部发痒和灼热感，咳嗽少见。流感病毒和腺病毒感染时可有发热和乏力、咽部明显充血、水肿，颌下淋巴结肿痛；腺病毒感染时常常合并眼结膜炎；当有吞咽疼痛时，提示链球菌感染。

2.急性病毒性喉炎

急性病毒性喉炎常由鼻病毒、甲型流感病毒、副流感病毒或腺病毒等引起。临床特征为声音嘶哑、说话困难、咳嗽伴咽喉疼痛及发热等。体检时可见喉部水肿、充血、局部淋巴结轻度肿大伴触痛，有时可闻及喘鸣音。

3.疱疹性咽峡炎

疱疹性咽峡炎主要由柯萨奇 A 引起。临床表现为明显咽痛、发热，体检时可见咽部充血，软腭、腭垂、咽和扁桃体表面有灰白色疱疹和浅表溃疡，周围有红晕。病程为一周左右。夏季好发，儿童多见，偶见于成人。

4.咽结膜热

咽结膜热主要由腺病毒和柯萨奇病毒等引起。临床表现为发热、咽痛、畏光、流泪等；体检时可见咽部和结合膜充血明显。病程为4～6天。夏季好发，儿童多见，游泳者中易于传播。

5.细菌性咽-扁桃体炎

细菌性咽-扁桃体炎主要由溶血性链球菌引起，也可由流感嗜血杆菌、肺炎链球菌、葡萄球菌等致病菌引起。临床特点为起病急、咽痛明显、畏寒、发热（体温可达39℃以上）等。体检时可见咽部充血明显，扁桃体肿大、充血、表面有脓性分泌物，颌下淋巴结肿大、压痛，肺部检查无异常发现。

四、并发症

本病如不及时治疗，易于并发急性鼻窦炎、中耳炎、气管-支气管炎或肺炎。少数患者可并发风湿病、肾小球肾炎和病毒性心肌炎等。

五、实验室和辅助检查

（一）血常规检查

病毒性感染时白细胞计数正常或偏低，淋巴细胞比例升高；细菌性感染时，出现白细胞总数和中性粒细胞比例增多和核左移现象。

（二）病原学检查

一般情况下不做。必要时可用免疫荧光法、酶联免疫吸附检测法、血清学诊断法或病毒分离和鉴定等方法确定病毒的类型；细菌培养和药物敏感试验有助于细菌感染的诊断和治疗。

六、诊断和鉴别诊断

（一）诊断

1.临床诊断

根据患者的病史、流行情况、鼻咽部的卡他症状、炎症症状和体征，结合外周血常规和胸部 X 线检查结果等，可做出本病的临床诊断。

2.病因学诊断

借助于病毒分离、细菌培养或病毒血清学检查、免疫荧光法、酶联免疫吸附检测法和血凝抑制试验等，可确定病因学诊断。

（二）鉴别诊断

本病应与以下疾病相鉴别。

1.过敏性鼻炎

过敏性鼻炎临床症状与本病相似，易于混淆。过敏性鼻炎与本病不同之处包括：①起病急骤，可在数分钟内突然发生，可在 1～2h 内恢复正常。②鼻腔发痒、频繁打喷嚏、流出多量清水样鼻涕。③发作与气温突变或与接触周围环境中的变应原有关。④鼻腔黏膜苍白、水肿。鼻分泌物涂片可见多量嗜酸性粒细胞。

2.急性传染病

麻疹、脊髓灰质炎、脑炎等急性传染病的早期常有上呼吸道感染症状，易与本病混淆。为了防止误诊和漏诊，对于在上述传染病流行季节和流行地区有上呼吸道感染症状的患者，应密切观察，并进行必要的实验室检查。

七、治疗

（一）对症治疗

1.休息

发热、病情较重或年老体弱的患者应卧床休息，多饮水，保持室内空气流通，防止受凉。

2.解热镇痛

有头痛、发热、周身肌肉酸痛症状者，可酌情应用解热镇痛药如对乙酰氨基酚、阿司匹林、布洛芬等。

3.抗鼻塞

有鼻塞、鼻黏膜充血、水肿、咽痛等症状者，可应用盐酸伪麻黄碱等可选择性收缩上呼吸道黏膜血管的药物，也可用 1%麻黄碱滴鼻。

4.抗过敏

有频繁打喷嚏、多量流涕等症状的患者，可酌情选用马来酸氯苯那敏、氯雷他定或苯海拉明等抗过敏药物。为了减轻这类药物引起头晕、嗜睡等不良反应，宜在临睡前服用。驾驶员和高空作业者应避免使用。

5.镇咳

对于咳嗽症状较为明显者，可给予氢溴酸右美沙芬、喷托维林等镇咳药。

鉴于本病患者常常同时存在上述多种症状，故主张联合使用上述数种药物，还可减轻其中有些药物的不良反应。为了避免抗过敏药物引起的嗜睡作用对白天工作和学习的影响，一些复方抗感冒药物分为白片和夜片，仅在夜片中加入抗过敏成分。

（二）病因治疗

1.抗病毒感染

抗病毒感染有一定的疗效。

（1）离子通道 M2 阻滞剂：如金刚烷胺及其衍生物甲基金刚乙胺可用于预防和治疗甲型流感病毒，阻滞其在细胞内的复制。在发病 24～48 小时内使用，可减轻发热等症状。

（2）神经氨酸酶抑制剂：如奥司他韦和扎那米韦等，能有效治疗和预防甲型、乙型流感病毒，早期（48 小时内）使用可以减轻症状、缩短症状持续时间。

（3）其他药物：吗啉胍对流感病毒、腺病毒和鼻病毒等有一定的疗效；广谱抗病毒药利巴韦林对流感病毒、副流感病毒、呼吸道合胞病毒等 RNA 病毒和 DNA 病毒均有较强的抑制作用，主张早期使用。

2.抗细菌感染

如有细菌感染，可酌情选用适当的抗感染药物，如青霉素类、大环内酯类、氟喹诺酮类（环丙沙星、左氧氟沙星）等。对于单纯病毒感染者不必应用抗菌药物。

八、预后和预防

（一）预后

多数上呼吸道感染的患者预后良好，但极少数年老体弱、有严重并发症的患者，预后不良。

（二）预防

增强机体抵抗力是预防本病的主要方法。

1.避免发病诱因

避免发病诱因包括避免与感冒患者的接触；避免受凉、淋雨；避免过度疲劳等。

2.增强体质

坚持有规律的、适度的运动；坚持冷水浴面或面部按摩等。

3.应用增强机体抵抗力的药物

对于经常、反复发生上呼吸道感染的患者，可酌情应用卡介苗素或黄芪口服液，有适应证者可注射呼吸道多价肺炎球菌苗。

第二节　慢性阻塞性肺疾病

慢性阻塞性肺疾病（Chronic obstructive pulmonary disease，COPD）最突出的特征是具有进行性发展的不完全可逆的气流受限，其确切的病因目前还不十分清楚，但认为与肺部对香烟、烟雾等有害气体或有害颗粒的异常炎症反应有关。肺功能检查对确定气流受限有重要意义。在吸入支气管舒张剂后，第一秒用力呼气容积（FEV_1）占用力肺活量（FVC）之比值（FEV_1/FVC）降低（<70%）是临床确定患者存在气流受限且不能完全逆转的主要依据。慢性咳嗽、咳痰症状常先于气流受限许多年，但不是全部有咳嗽、咳痰症状的患者均会发展为COPD；相反，少数COPD患者仅有不完全可逆性气流受限改变，但没有慢性咳嗽、咳痰症状。慢性支气管炎（简称慢支）和阻塞性肺气肿是导致COPD最常见的疾病。

一、病因

COPD 的确切病因尚不清楚，所有与慢支和阻塞性肺气肿发生有关的因素都可能参与 COPD 的发病。已经发现的危险因素可以分为外因（即环境因素）与内因（即个体易患因素）两类。

（一）外因

1.吸烟

吸烟是目前公认的 COPD 已知危险因素中最重要的一项。国外较多流行病学研究结果表明，与不吸烟人群相比，吸烟人群肺功能异常的发生率明显升高，出现呼吸道症状的人数明显增多，肺功能检查中反映气道是否有阻塞的核心指标即第一秒用力呼气容积（FEV1）的年下降幅度明显增快；而且经过长期观察，目前已经明确吸烟量与 FEV1 的下降速率之间存在剂量-效应关系，即吸烟量越大，FEV_1 下降越快。对于已经患有 COPD 者，吸烟的患者其病死率明显高于不吸烟的患者。在吸烟斗或吸雪茄的人群中 COPD 的发病率虽然比吸香烟的人群要低一些，但仍然显著高于不吸烟人群。

2.吸入职业粉尘和化学物质

纵向研究资料证明，煤矿工人、开凿硬岩石的工人、隧道施工工人和水泥生产工人的 FEV1 年下降率因其职业粉尘接触而增大，粉尘接触严重的工人，其对肺功能的影响超过吸烟者。吸入烟尘、刺激性气体、某些颗粒性物质、棉尘和其他有机粉尘等也可以促进 COPD 的发病。动物试验也已经证明，矿物质粉尘、二氧化硫、煤尘等都可以在动物模型上引起与人类 COPD 相类似的病变。

3.空气污染

长期生活在室外空气受到污染的区域可能是导致 COPD 发病的一个重要因素。对于已经患有 COPD 的患者，严重的城市空气污染能使病情加重。室内空气污染在 COPD 发病中的作用颇受重视；国内已有流行病学研究资料表明，居室环境与 COPD 易患性之间存在联系。

4.生物燃料

近年来国内外研究证明，在厨房通风条件不好的情况下，使用木柴、农作物秸秆以及煤等生物燃料作为生活燃料，可以增加 COPD 的患病风险。

5.呼吸道感染

对于已经罹患 COPD 者，呼吸道感染是导致疾病急性发作的一个重要因素，可以加剧病情进展。但是，感染是否可以直接导致 COPD 发病，目前尚不清楚。

6.社会经济地位

社会经济地位与 COPD 的发病之间具有密切关系,社会经济地位较低的人群发生 COPD 的概率较大，可能与室内和室外空气污染、居室拥挤、营养较差以及其他与社会经济地位较低相关联的因素有关。

（二）内因

尽管吸烟是已知的最重要的 COPD 发病危险因素，但在吸烟人群中只有一部分人发生 COPD，说明吸烟人群中 COPD 的易患性存在着明显的个体差异。导致这种差异的原因还不清楚，但已明确以下内因（即个体易患性）具有重要意义。

1.遗传因素

流行病学研究结果提示 COPD 易患性与基因有关,但 COPD 肯定不是一种单基因疾病，其易患性涉及多个基因。目前，唯一比较肯定的是不同程度的 α-1 抗胰蛋白酶缺乏可以增加 COPD 的发病风险。其他如谷胱甘肽 S-转移酶基因、基质金属蛋白酶组织抑制物-2 基因、血红素氧合酶-1 基因、肿瘤坏死因子-α 基因、白介素 IL-13 基因、IL-10 基因等可能与 COPD 发病也有一定关系。

2.气道高反应性

国内和国外的流行病学研究结果均表明，气道反应性增高者其 COPD 的发病率也明显增高，二者关系密切。

3.肺脏发育、生长不良

在怀孕期、新生儿期、婴儿期或儿童期由各种原因导致肺脏发育或生长不良的个体在成人后容易罹患 COPD。

二、发病机制

各种外界致病因素在易患个体导致气道、肺实质和肺血管的慢性炎症，这是 COPD 发病的关键机制。中性粒细胞、肺泡巨噬细胞、淋巴细胞（尤其是 CD8+细胞）等多种炎性细胞通过释放多种生物活性物质而参与该慢性炎症的发生，如白细胞介素 IL-1、IL-4、IL-8、肿瘤坏死因子-α、干扰素-γ 等细胞因子，白三烯类，细胞间黏附分子，基质金属蛋白酶，巨噬细胞炎性蛋白等都通过不同环节促进气道慢性炎症的发生和发展。肺部的蛋白酶和抗蛋白酶失衡及氧化与抗氧化失衡也在 COPD 发病中起重要作用。COPD 气道阻塞和气流受限的产生机制主要与以下 2 个因素有关。

（1）小气道慢性炎症时细胞浸润、黏膜充血和水肿等使管壁增厚，加上分泌物增多等因素，都可以使管腔狭窄，气道阻力增加。

（2）肺气肿时肺组织弹性回缩力减低，使呼气时将肺内气体驱赶到肺外的动力减弱，呼气流速减慢；同时，肺组织弹性回缩力降低后失去对小气道的正常牵拉作用，小气道在呼气期容易发生闭合，进一步导致气道阻力上升。

三、病理生理

气道阻塞和气流受限是 COPD 最重要的病理生理改变，引起阻塞性通气功能障碍。患者还有肺总量、残气容积和功能残气量增多等肺气肿的病理生理改变。大量肺泡壁的断裂导致肺泡毛细血管破坏，剩余的毛细血管受肺泡膨胀的挤压而退化，致使泡肺毛细血管大量减少。此时肺区虽有通气，但肺泡壁无血液灌流，导致生理无效腔气量增大；也有部分肺区虽有血液灌流，但肺泡通气不良，不能参与气体交换，导致血液分流。这些改变产生通气与血流比例失调，肺内气体交换效率明显下降。加之肺泡及毛细血管大量丧失，弥散面积减少，进一步使换气功能发生障碍。通气和换气功能障碍可引起缺氧和二氧化碳潴留，发生不同程度的低氧血症和高碳酸血症，最终出现呼吸衰竭，继发慢性肺源性心脏病。

四、临床表现

（一）症状

起病缓慢，病程较长。主要症状有以下几方面。

1.慢性咳嗽

随病程发展可终身不愈。常晨间咳嗽明显，夜间有阵咳或排痰。

2.咳痰

一般为白色黏液或浆液性泡沫性痰，偶可带血丝，清晨排痰较多。急性发作期痰量增多，可有脓性痰。

3.气短或呼吸困难

早期在较剧烈活动时出现，后逐渐加重，以致在日常活动甚至休息时也感到气短，为COPD 的标志性症状。部分患者特别是重度患者或病情急性加重时出现喘息、胸闷。

4.其他

晚期患者有食欲减退、营养不良、体重下降等。

（二）体征

早期体征可无异常，随疾病进展出现明显阻塞性肺气肿体征。

1.视诊

胸廓前后径增大，肋间隙增宽，剑突下胸骨下角增宽，称为桶状胸。部分患者呼吸变浅，频率增快，严重者可有缩唇呼吸等。

2.触诊

双侧触觉语颤减弱或消失。

3.叩诊

肺部过清音，心浊音界缩小，肺下界和肝浊音界下降。

4.听诊

两肺呼吸音减弱，呼气期延长，部分患者可闻及湿啰音和（或）干啰音。

五、实验室及辅助检查

（一）肺功能检查

肺功能检查是判断气道阻塞和气流受限的主要客观指标，对 COPD 诊断、严重程度评价、疾病进展状况、预后及治疗反应判断等都具有重要意义。气道阻塞和气流受限是以第一秒用力呼气容积占预计值百分比（FEV1%预计值）和第一秒用力呼气容积占用力肺活量百分比（FEV1/FVC）的降低来确定的。FEV1/FVC 是 COPD 的一项敏感指标，可检出轻度气流受限。FEV1%预计值是中、重度气流受限的良好指标，它变异性小，易于操作，应作为 COPD 肺功能检查的基本项目。吸入支气管舒张剂后 FEV1/FVC＜70%者，可确定为不能完全可逆的气道阻塞和气流受限。

肺总量（TLC）、功能残气量（FRC）和残气容积（RV）增高，肺活量（VC）减低，RV/TLC 增高，均为阻塞性肺气肿的特征性变化。

（二）胸部 X 线检查

COPD 早期胸片可无异常变化。以后可出现慢支和肺气肿的影像学改变。虽然 X 线胸片改变对 COPD 的诊断特异性不高，但作为确定肺部并发症以及与其他肺脏疾病进行鉴别的一项重要检查，应该常规使用。CT 检查不作为 COPD 的常规检查项目，但对有疑问病例的鉴别诊断有较高价值；高分辨率 CT 对辨别小叶中心型或全小叶型肺气肿以及确定肺大疱的大小和数量，有很高的敏感性和特异性，对预计肺大疱切除或外科减容手术效果等有一定价值。

（三）血气检查

COPD 晚期患者可发生低氧血症、高碳酸血症、酸碱平衡失调以及呼吸衰竭等改变，血气分析对其判断具有重要价值。

（四）其他

COPD 合并细菌感染时，血白细胞增高、核左移，血 C-反应蛋白浓度可增高。痰培养可能检出病原菌，常见病原菌为肺炎链球菌、流感嗜血杆菌、卡他莫拉菌、肺炎克雷伯菌等，对于指导抗生素的选用具有一定意义。

六、诊断与鉴别诊断

（一）诊断

根据吸烟等高危因素史、临床症状和体征等资料，临床可以怀疑 COPD。明确诊断依赖于肺功能检查证实有不完全可逆的气道阻塞和气流受限，这是 COPD 诊断的必备条件。尽管有多个肺功能指标可以反映气道阻力和呼气流速的变化，但以 FEV1%预计值和 FEV1/FVC 这两个指标在临床最为实用。吸入支气管舒张剂后 FEV1/FVC＜70%，可确定为不完全可逆性气流受限；若能同时排除其他已知病因或具有特征病理表现的气道阻塞和气流受限疾病，则可明确诊断为 COPD。

有少数患者并无咳嗽、咳痰症状，仅在肺功能检查时发现 FEV1/FVC＜70%，在除外其他疾病后，亦可诊断为 COPD。

严重程度分级和病程分期：对于确诊为 COPD 的患者，可以根据其 FEV1%预计值下降的幅度，对 COPD 的严重程度做出分级。

虽然 FEV1%预计值对于判断 COPD 患者疾病的严重程度以及预测病死率有较高价值，但也具有其局限性。除 FEV1 外，已证明体重指数（BMI）、呼吸困难症状严重程度和患者活动耐力（用 6 分钟行走距离来判断）等对于 COPD 患者病情严重程度的评估都具有一定实用价值。生活质量评估（常用圣·乔治呼吸问卷进行）也有一定临床应用价值。

依据患者症状和体征的变化对 COPD 病程进行分期：①急性加重期，指在疾病过程中，短期内咳嗽、咳痰、气短和（或）喘息加重、痰量增多，呈脓性或黏液脓性，可伴发热等症状，并需改变 COPD 的基础日常用药者。②稳定期，指患者咳嗽、咳痰、气短等症状稳定或症状轻微。

（二）鉴别诊断

1.支气管哮喘

支气管哮喘多在儿童或青少年起病，以发作性喘息为特征，有哮喘家族史或个人过敏史，气流受限多为可逆性，支气管舒张试验阳性。

2.支气管扩张

支气管扩张多见于儿童和青年，反复发作性咳嗽、脓痰，常反复咯血，肺部固定性湿啰音、杵状指，X线胸片显示肺纹理粗乱或呈卷发状，CT显示支气管扩张改变。

3.肺结核

各年龄段均可发病，有午后低热、乏力、盗汗等结核中毒症状，X线胸片检查可发现病灶，痰检发现抗酸杆菌可确诊。

4.支气管肺癌

40岁以上男性多见，常有长期吸烟史，刺激性咳嗽，可有痰中带血。胸部X线片及CT可发现占位性病变。痰细胞学及纤支镜检查有助于确诊。

七、并发症

COPD可并发慢性呼吸衰竭、自发性气胸、慢性肺源性心脏病。

八、治疗

（一）稳定期治疗

1.教育与管理

其中最重要的是劝导吸烟的患者戒烟，这是减慢肺功能损害最有效的措施，但也是最难落实的措施。因职业或环境粉尘、刺激性气体所致者，应脱离粉尘环境。

2.支气管舒张药

（1）抗胆碱药：是COPD常用的制剂。短效品种有异丙托溴铵（ipratropium）气雾剂，雾化吸入，持续6～8小时，每次40～80μg（每喷20μg），每天3～4次。长效制剂有噻托溴铵，剂量为18μg，吸入，每天1次，长期使用可延缓患者肺功能下降速率。该类药起效较沙丁胺醇慢，作用温和，不良反应很小，尤其适合老年患者使用。

（2）β2肾上腺素受体激动剂：短效制剂如沙丁胺醇（salbutamol）气雾剂，每次100～200μg（1～2喷），雾化吸入，疗效持续4～5小时。长效制剂如沙美特罗（salmeterol）、福莫特罗（formoterol）等可供选用。常见不良反应为手颤，偶见心悸、心动过速等。除了舒张支气管外，β2肾上腺素受体激动剂尚有增强膈肌功能、增强支气管纤毛排送功能等作用。

（3）茶碱类：茶碱缓释或控释片，0.2g，早晚各1次；氨茶碱（aminophylline），0.1g，每天3次。除舒张支气管外，还有强心、利尿、增强膈肌功能等多方面的作用，均有利于减轻患者症状，提高生活质量。须注意使用剂量不能过大，以免引起不良反应。

3.祛痰药

对痰不易咳出的患者可应用。常用的有：盐酸氨溴索，每次30mg，每天3次；N-乙酰半胱氨酸，每次0.2g，每天3次；羧甲司坦，每次0.5g，每天3次。

4.长期家庭氧疗（LTOT）

对COPD并发慢性呼吸衰竭者可提高生活质量和生存率，对血流动力学、运动能力和精神状态均会产生有益的影响。LTOT的使用指征如下文所示。

（1）$PaO_2 \leqslant 55mmHg$ 或 $SaO_2 \leqslant 88\%$，有或没有高碳酸血症。

（2）PaO_2 55～70mmHg，或 $SaO_2 < 89\%$，并有肺动脉高压、右心衰竭或红细胞增多症（血细胞比容＞0.55）。一般用鼻导管吸氧，氧流量为1.0～2.0L/min，吸氧时间＞15h/d。目的是使患者在海平面、静息状态下，达到 $PaO_2 \geqslant 60mmHg$ 和（或）SaO_2 升至90%。

5.长期吸入糖皮质激素

对于COPD与哮喘合并存在的患者，长期吸入糖皮质激素可获肯定疗效，长期联合吸入糖皮质激素和长效β2肾上腺素受体激动剂效果更好。对于其他COPD患者疗效不一致。

（二）急性加重期治疗

1.控制性氧疗

氧疗是COPD加重期住院患者的基础治疗。无严重并发症的COPD加重期患者氧疗后较容易达到满意的氧合水平（$PaO_2 > 60mmHg$ 或 $SaO_2 > 90\%$），但有可能发生潜在的 CO_2 潴留。给氧途径包括鼻导管或文丘里（Venturi）面罩。鼻导管给氧时，吸入的氧浓度与给氧流量有关，估算公式为吸入氧浓度（%）=21+4×氧流量（L/min）。一般吸入氧浓度为28%～30%，吸入氧浓度过高时 CO_2 潴留的风险加大。应注意复查动脉血气以确定氧合满意

而未引起 CO_2 潴留或酸中毒。

2.抗生素

由于多数 COPD 急性加重由细菌感染诱发，故抗生素在 COPD 急性加重的治疗中具有重要地位。COPD 急性加重并有脓性痰是应用抗生素的指征。开始时应根据患者所在地常见病原菌类型经验性地选用抗生素，如给予 β 内酰胺类抗生素或 β 内酰胺酶抑制剂、大环内酯类或喹诺酮类。若对最初选择的抗生素反应欠佳，应及时根据痰培养及抗生素敏感试验结果调整药物。长期应用广谱抗生素和激素者易继发真菌感染，宜采取预防措施。

3.支气管舒张药

药物同稳定期所使用者。有严重喘息症状者可给予较大剂量雾化吸入治疗，如应用沙丁胺醇 2500μg 或异丙托溴铵 500μg，或沙丁胺醇 1000μg 加异丙托溴铵 250～500μg，通过小型雾化吸入器给患者吸入治疗以缓解症状。对喘息症状较重者常给予静滴氨茶碱，应注意控制给药剂量和速度，以免发生中毒，有条件者可监测茶碱的血药浓度。

4.糖皮质激素

COPD 急性加重期住院患者宜在应用支气管舒张剂基础上口服或静脉使用糖皮质激素。可口服泼尼松龙 30～40mg/d，有效后即逐渐减量，一般疗程为 10～14 天。也可静脉给予甲泼尼龙，一般 40mg/d，3～5 天，有效后可改为口服并逐渐减量。

5.机械通气

对于并发较严重呼吸衰竭的患者可使用机械通气治疗。

6.其他治疗措施

合理补充液体和电解质以保持身体水电解质平衡。注意补充营养，根据患者胃肠功能状况调节饮食，保证热量和蛋白质、维生素等营养素的摄入，必要时可以选用肠外营养治疗。积极排痰治疗，最有效的措施是保持机体有足够体液，使痰液变稀薄；其他措施如刺激咳嗽、叩击胸部、体位引流等方法，并可酌情选用祛痰药。积极处理伴随疾病（如冠心病、糖尿病等）及并发症（如自发性气胸、休克、弥漫性血管内凝血、上消化道出血、肾功能不全等）。

九、预后

COPD 是慢性进行性疾病，目前尚无法使其病变完全逆转；但积极采用综合性治疗措施可以延缓病变进展。晚期常继发慢性肺源性心脏病。

第三节　支气管哮喘

支气管哮喘（bronchial asthma）简称哮喘，是气道的一种慢性变态反应性炎症性疾病。气道炎症由多种炎性细胞（如嗜酸性粒细胞、肥大细胞、T 淋巴细胞、中性粒细胞等）、气道结构细胞（如平滑肌细胞、气道上皮细胞等）和细胞组分（cellular elements）参与。这种慢性炎症导致气道高反应性（airway hyperresponsiveness，AHR）、可逆性气流受限，并引起反复发作性喘息、气急、胸闷或咳嗽等症状，常在夜间和（或）清晨发作、加剧，多数患者可自行缓解或经治疗缓解。

一、病因和发病机制

（一）病因

本病病因还不十分清楚，一般认为与多基因遗传有关，受遗传因素和环境因素双重影响。

1.遗传因素

哮喘患者血缘亲属患病率明显高于普通人群，且亲缘关系越近，病情越重，其亲属患病率越高。气道高反应性、IgE 调节和特异性反应相关的基因在哮喘的发病中也起着重要的作用。

2.环境因素

主要为哮喘的激发因素，包括吸入性的尘螨、花粉、真菌、动物毛屑、SO_2、NH_3 等；感染细菌、病毒、原虫、寄生虫等；食入鱼、虾、蟹、蛋类、牛奶等；一些药物如普萘洛尔、阿司匹林等以及气候变化、运动、妊娠等。

（二）发病机制

哮喘的发病机制十分复杂，变态反应、气道炎症、气道高反应性、神经等因素及其相互作用被认为与哮喘发病关系密切。气道炎症是哮喘发病的本质，气道高反应性是哮喘的重要特征。根据变应原吸入后哮喘发生的时间，可分为速发型哮喘反应（IAR）、迟发型哮喘反应（LAR）和双向型哮喘反应（DAR）。IAR几乎在吸入变应原的同时立即发生反应，15～30分钟达到高峰，2小时后逐渐恢复正常。LAR在吸入变应原后6小时左右发作，持续时间长，症状重，常呈持续性哮喘表现，肺功能损害严重而持久，是气道慢性炎症反应的结果。

二、病理

气道内以嗜酸性粒细胞浸润为主的变态反应性炎症是支气管哮喘的主要病理特征。因此，有的病理学家将支气管哮喘称作慢性脱屑性嗜酸性粒细胞增多性支气管炎。

早期表现为支气管黏膜肿胀、充血，分泌物增多，气道内炎性细胞浸润，气道平滑肌痉挛等可逆性的病理改变，在病情缓解后可基本恢复正常。但当哮喘反复发作后，支气管呈现慢性炎症性改变，表现为柱状上皮细胞纤毛倒伏、脱落，上皮细胞坏死，黏膜上皮层杯状细胞增多，支气管黏膜层大量炎性细胞浸润、黏液腺增生、基膜增厚，支气管平滑肌增生。由于支气管壁增厚，支气管腔内形成黏液栓（含有大量的嗜酸性粒细胞和Curschmann螺旋体），通气功能明显降低。

哮喘病程越长，气道阻塞的可逆性越小，气道重塑（airway remodeling）也越明显。以呼气期为主的通气功能障碍，可导致肺泡内气体的滞留。不可逆性通气功能障碍，使肺泡长期过度膨胀、弹性降低，可形成阻塞性肺气肿，甚至肺源性心脏病。

三、临床表现

典型的支气管哮喘表现为反复发作性喘息，大多数有季节性，日轻夜重（下半夜和凌晨易发），常常与吸入外源性变应原有关；急性发作时，两肺闻及弥漫性哮鸣音，以呼气期为主。上述症状和体征可以自行缓解或应用支气管舒张剂后缓解，缓解期患者可无任何哮喘症状。

非典型的支气管哮喘可表现为发作性胸闷或顽固性咳嗽。

四、实验室和辅助检查

（一）血常规检查

过敏性哮喘患者可有嗜酸性粒细胞增高，如并发感染可有白细胞总数和中性粒细胞增高。

（二）痰液和呼出气检查

涂片染色后镜检可见较多嗜酸性粒细胞，也可见尖棱结晶（Charcrt-Leyden 结晶体）、黏液栓（Curschmann 螺旋体）和透明的哮喘珠（Laennec 珠）。如并发呼吸道细菌感染，痰涂片革兰染色、细菌培养及药物敏感实验结果有助于病原菌的诊断。近年来，通过诱导痰液中细胞因子和炎性介质含量的测定，有助于哮喘的诊断和病情严重度的判断。呼出气成分如 NO（FeNO）可作为哮喘时气道炎症的无创性标志物。痰液嗜酸性粒细胞和 FeNO 检查有助于选择最佳哮喘治疗方案。

（三）呼吸功能检查

1.通气功能检测

在哮喘发作时呈阻塞性通气功能障碍，表现为 1 秒钟用力呼气量（FEV1）、1 秒钟用力呼气容积占用力肺活量比值（FEV1/FVC%，简称 1 秒率）、最大呼气中期流速（MMER）以及最大呼气流量（PEF）均减少。有用力肺活量（FVC）减少、残气量（RV）增加、功能残气量和肺总量增加，残气量占肺总量百分比增高表现。缓解期上述指标可逐渐恢复。

2.支气管激发试验（bronchial provocation test，BPT）

此试验用以测定气道反应性。常用的吸入激发剂为乙酰胆碱、组织胺等。吸入激发剂后其通气功能下降，气道阻力增加。激发试验只适用于 FEV1 在正常预计值 70% 以上的患者。在设定的激发剂量范围内，FEV1 下降≥20% 诊断为激发试验阳性。支气管激发试验阳性可提示变异性哮喘的诊断。

3.支气管舒张试验（bronchial dilation test，BDT）

此试验用以测定气道气流受限的可逆性。常用的吸入性支气管扩张剂有沙丁胺醇、特布他林等。如 FEV1 较用药前增加≥12%且其绝对值增加≥200mL 可诊断为舒张试验阳性。

4.PEF 及其变异率测定

PEF 可反映气道通气功能变化。哮喘发作时 PEF 下降，若昼夜（或凌晨与下午）PEF 变异率≥20%，则符合气道气流受限可逆性改变的特点。

（四）过敏原检查

过敏原皮试和血清特异性 IgE 测定，有助于了解导致患者与哮喘有关的过敏原种类，也可帮助确定特异性免疫治疗方案。

（五）胸部 X 线检查

早期在哮喘发作时可见两肺透亮度增加，呈过度充气状态；在缓解期多无明显异常。如并发呼吸道感染，可见肺纹理增加及炎性浸润阴影。同时要注意肺不张、气胸或纵隔气肿等并发症的存在。

（六）动脉血气分析

轻度哮喘发作，PaO_2 和 $PaCO_2$ 正常或轻度下降；中度哮喘发作，PaO_2 下降而 $PaCO_2$ 正常；重度哮喘发作，PaO_2 明显下降而 $PaCO_2$ 超过正常，出现呼吸性酸中毒和（或）代谢性酸中毒。

五、诊断和鉴别诊断

（一）诊断标准

（1）反复发作喘息、气急、胸闷或咳嗽，多与接触变应原、冷空气、物理、化学性刺激以及病毒性上呼吸道感染、运动等有关。

（2）发作时在双肺可闻及散在或弥漫性，以呼气相为主的哮鸣音，呼气相延长。

（3）上述症状和体征可经治疗缓解或自行缓解。

（4）除此之外如其他疾病所引起的喘息、气急、胸闷和咳嗽。

（5）临床表现不典型者（如无明显喘息或体征），应至少具备以下一项试验阳性：①

支气管激发试验或运动激发试验阳性。②支气管舒张试验阳性（FEV1 增加≥12%，且 FEV$_1$ 增加绝对值≥200mL）。③PEF 日变异率≥20%。

符合 1~4 条或 4、5 条者，可以诊断为支气管哮喘。

（二）不典型哮喘的诊断

"咳嗽变异性哮喘（CVA）"以顽固性咳嗽为唯一的临床表现，无喘息症状，故临床上易被误诊为"支气管炎"等疾病。

1.病史

咳嗽和胸闷症状常呈季节性，部分患者患有其他变态反应疾病（如过敏性鼻炎等）或有家族过敏史。

2.肺功能试验

气道反应性测定、支气管激发试验或支气管舒张试验有助于不典型哮喘的诊断。

3.试验性治疗

原先经积极的抗感染和镇咳治疗无效，给予平喘和抗过敏治疗后咳嗽和胸闷症状明显缓解，也有助于 CVA 的诊断。

（三）分型

根据诱发哮喘的病因不同，有些哮喘病例可称为运动性哮喘、药物诱发性哮喘、心因性哮喘或职业性哮喘等。

（四）分级

1.病情严重程度分级

慢性哮喘可分为 4 级。该分级方法主要应用于支气管哮喘的临床研究。

2.哮喘控制水平分级

新版 GINA 主张根据哮喘控制水平，将慢性哮喘分为控制、部分控制和未控制 3 级。这种分级方法容易被基层全科医师们掌握，有助于哮喘病的防治。

3.哮喘急性发作的分级

哮喘的急性发作是指喘息、气促、咳嗽、胸闷等症状突然发生或原有症状急剧加重，常有呼吸困难，以呼气流量降低为其特征，常因接触变应原、刺激物时或呼吸道感染诱发。其病情程度轻重不一，病情加重可在数小时或数天内出现，偶尔可在数分钟内即危及生命，故应对病情做出正确评估，以便给予及时、有效的紧急治疗。支气管哮喘的急性发作严重程度分为4级。

（五）分期

GINA 将哮喘分为急性发作期和慢性持续期，我国哮喘防治指南中增加了临床缓解期。

1.急性发作期（acute exacerbation）

咳嗽、气喘和呼吸困难症状明显，其持续时间和严重程度不一，多数需要应用平喘药物治疗。

2.慢性持续期（chronic persistent）

慢性持续期是指每周均不同频度和（或）不同程度地出现症状（喘息、气急、胸闷、咳嗽等）。

3.临床缓解期（clinical remission）

临床缓解期是指经过治疗或未经治疗症状、体征消失，肺功能恢复到急性发作前水平，并维持3个月以上。

（六）鉴别诊断

1.心源性哮喘

心源性哮喘常见于左心力衰竭。发作时的症状与哮喘相似，但心源性哮喘多有高血压、冠状动脉粥样硬化性心脏病、风心病二尖瓣狭窄等病史和体征，常咳出粉红色泡沫样痰，两肺可闻及广泛的水泡音和哮鸣音。左心界扩大，心率增快，心尖部可闻奔马律。胸部 X 线检查可见心脏增大，肺淤血征。若一时难以鉴别，可注射氨茶碱缓解症状后做进一步检查。此时，忌用肾上腺素和吗啡，以免造成危险。

2.喘息型慢性支气管炎

喘息型慢性支气管炎多见于老年人，伴有慢性咳嗽、咳痰史，喘息常年存在，有加重期。有肺气肿体征，两肺常可闻及水泡音。部分喘息型慢性支气管炎和支气管哮喘无法鉴别，有人主张称之为"哮喘性慢性支气管炎"。

3.支气管肺癌

中央型肺癌导致支气管狭窄，或者伴有感染或类癌综合征时，可出现喘鸣音或哮喘样呼吸困难，肺部可闻及喘鸣音。但肺癌的呼吸困难及喘鸣音症状进行性加重常无诱因，咳嗽可有血痰，痰中可找到癌细胞，胸部 X 线片、CT、MRI 检查或纤维支气管镜检查常可明确诊断。有时大气道内的良性肿瘤也需与本病鉴别。

4.嗜酸性粒细胞肺浸润症

这类疾病包括热带性嗜酸性粒细胞增多症、肺嗜酸性粒细胞增多性浸润、外源性变态反应性肺泡炎和变应性支气管肺曲霉病等。致病原因为寄生虫、原虫、花粉、真菌、化学药品、职业粉尘等，大多有接触史，症状较轻，患者常有发热，胸部 X 线检查可见多发性、此起彼伏的淡薄斑片浸润影，可自行消失或再发。肺组织活检有助于鉴别诊断。

六、治疗

支气管哮喘的治疗目的：①达到并维持症状的控制。②维持正常活动，包括运动能力。③维持肺功能水平尽量接近正常。④预防哮喘急性加重。⑤避免因哮喘药物治疗导致的不良反应。⑥预防哮喘导致的死亡。

（一）常用治疗哮喘药物

治疗哮喘的药物种类繁多，可以分为控制药物和缓解药物两大类。

1.控制药物

控制药物是指需要长期每天使用的药物。这些药物主要通过抗感染作用使哮喘维持临床控制，其中包括吸入型糖皮质激素（ICS）、全身用糖皮质激素、白三烯调节剂、长效β_2受体激动剂（LABA 须与 ICS 联合应用）、缓释茶碱、色甘酸钠、抗 IgE 抗体及其他有助于减少全身激素剂量的药物等。

2.缓解药物

缓解药物是指按需使用的药物。这些药物通过迅速解除支气管痉挛从而缓解哮喘症状，其中包括速效吸入 β2 受体激动剂、全身用糖皮质激素、吸入性抗胆碱药物、短效茶碱及短效口服β₂受体激动剂等。

（1）糖皮质激素：简称激素，是最有效的控制气道炎症的药物。给药途径包括吸入、口服、透皮贴剂或静脉注射等。①吸入给药：ICS 的局部抗感染作用强；通过吸气过程给药，药物直接作用于呼吸道，所需剂量较小。通过消化道和呼吸道进入血液后药物的大部分被肝脏灭活，因此全身性不良反应较少。研究证明 ICS 可以有效减轻哮喘症状、提高生活质量、改善肺功能、降低气道高反应性、控制气道炎症、减少哮喘发作的频率、减轻哮喘发作时的严重程度、降低病死率。ICS 是长期治疗哮喘的首选药物。布地奈德溶液经以压缩空气为动力的射流装置雾化吸入，对患者吸气配合的要求不高，起效较快，适用于哮喘急性发作时的治疗。②口服给药：适用于轻、中度哮喘发作，慢性持续哮喘大剂量 ICS 联合治疗无效的患者，或作为静脉应用激素治疗后的序贯治疗。一般使用半衰期较短的激素，如泼尼松、泼尼松龙或甲泼尼龙等。对于激素依赖型哮喘，可采用每天或隔天清晨顿服给药的方式，以减少外源性激素对下丘脑-垂体-肾上腺轴的抑制作用。泼尼松的维持剂量最好每天≤10mg。推荐剂量：泼尼松龙 30～50mg/d，5～10 天。具体使用要根据病情的严重程度，当症状缓解或其肺功能已经达到个人最好值时，可以考虑停药或减量。地塞米松因对垂体-肾上腺的抑制作用大，不推荐长期使用。③静脉用药：严重急性哮喘发作时，应经静脉及时给予琥珀酸氢化可的松（400～1000mg/d）或甲泼尼龙（80～160mg/d）。无激素依赖倾向者，可在短期（3～5 天）内停药；有激素依赖倾向者应延长给药时间，控制哮喘症状后改为口服给药，并逐步减少激素用量。

（2）短效β2受体激动剂（简称 SABA）：常用的药物如沙丁胺醇（salbutamol）和特布他林（terbutaline）等。①吸入：可供吸入的 SABA 包括气雾剂、干粉剂和溶液等。这类药物松弛气道平滑肌作用强，通常在数分钟内起效，疗效可维持数小时，是缓解轻度至中度急性哮喘症状的首选药物，也可用于运动性哮喘。如每次吸入 100～200μg 沙丁胺醇或 250～500μg 特布他林，必要时每 20 分钟重复 1 次。1 小时后疗效不满意者，应向医师咨询或去看急诊。这类药物应按需间歇使用，不宜长期、单一使用，也不宜过量应用，否则可引起骨骼肌震颤、低血钾、心律失常等不良反应。压力型定量手控气雾剂（pMDI）和干粉吸入装置吸入 SABA 不适用于重度哮喘发作；其溶液（如沙丁胺醇、特布他林、非诺特罗及其复方制剂）经雾化泵吸入适用于轻度至重度哮喘发作。②口服：如沙丁胺醇、特布他林、丙卡特罗片等，通常在服药后 15～30 分钟起效，疗效维持 4～6 小时。如沙丁胺醇 2～4mg，特布他林 1.25～2.5mg，每天 3 次；丙卡特罗片 25～50μg，每天 2 次。使用虽较方便，但心悸、骨骼肌震颤等不良反应比吸入给药时明显。缓释剂型和控释剂型的平喘作用维持时间可达 8～12 小时，特布他林的前体药班布特罗的作用可维持 24 小时，可减少用药次数，适用于夜间哮喘患者的预防和治疗。长期、单一应用 β₂ 受体激动剂可造成细胞膜 β₂ 受体的向下调节，表现为临床耐药现象，故应予避免。③注射：虽然平喘作用较为迅速，但因全身不良反应的发生率较高，临床较少使用。④贴剂：贴剂为透皮吸收剂型。由于采用结晶储存系统来控制药物的释放，药物经过皮肤吸收，因此可以减轻全身性不良反应，每天只需贴敷 1 次，效果可维持 24 小时。对预防清晨肺功能降低有效，使用方法简单。

（3）长效 β₂ 受体激动剂（简称 LABA）：这类 β₂ 受体激动剂的分子结构中具有较长的侧链，舒张支气管平滑肌的作用可维持 12 小时以上。目前在我国临床使用的吸入型 LABA 有两种：①沙美特罗（salmeterol）：经气雾剂或碟剂装置给药，给药后 30 分钟起效，平喘作用维持 12 小时以上，推荐剂量 50μg，每天 2 次吸入。②福莫特罗（formoterol）：经都保装置给药，给药后 3～5 分钟起效，平喘作用维持 8～12 小时以上。平喘作用具有一定的剂量依赖性，推荐剂量 4.5～9.0μg，每天 2 次吸入。吸入 LABA 适用于哮喘（尤其是夜间哮喘和运动诱发哮喘）的预防和治疗。福莫特罗起效迅速，可按需用于哮喘急性发作时的治疗。不推荐长期单独使用 LABA。

近年来，推荐联合吸入 ICS 和 LABA 治疗哮喘。这两者具有协同的抗感染和平喘作用，可获得相当于（或优于）应用加倍剂量 ICS 时的疗效，并可增加患者的依从性、减少较大剂量 ICS 引起的不良反应，尤其适合于中度至重度持续哮喘患者的长期治疗。

（4）白三烯调节剂：白三烯调节剂通过调节 LT 的生物活性而发挥抗炎作用。同时具有舒张支气管平滑肌的作用，适用于轻度哮喘的控制药物。常用半胱氨酰 LT 受体拮抗剂，如扎鲁司特 20mg，每天 2 次，或孟鲁司特 10mg，每天 1 次。此类药物不良反应较轻微，主要为胃肠道症状，少数可有皮疹、血管性水肿、转氨酶升高等，停药后可恢复正常。

（5）茶碱：具有舒张支气管平滑肌和强心、利尿、扩张冠状动脉、兴奋呼吸中枢、呼吸肌等作用。低浓度茶碱具有抗感染和免疫调节作用。作为症状缓解药物，尽管现在临床上在治疗重症哮喘时仍然静脉使用茶碱，但短效茶碱治疗哮喘发作或恶化还存在争议。因为它在舒张支气管，与足量使用的速效 β_2 受体激动剂对比，没有任何优势，但是它可能改善呼吸驱动力。不推荐已经长期服用缓释型茶碱的患者使用短效茶碱，除非该患者的血清中茶碱浓度较低或者可以进行血清茶碱浓度监测时。具体给药方法有以下几方面。

口服给药：包括氨茶碱和控（缓）释型茶碱。用于轻度至中度哮喘发作和维持治疗。一般剂量为每天 6～10mg/kg。口服控（缓）释型茶碱，昼夜血药浓度平稳，平喘作用可维持 12～24 小时，尤适用于夜间哮喘症状的控制。联合应用茶碱、激素和抗胆碱药物具有协同作用。但本品与 β_2 受体激动剂联合应用时，易出现心率增快和心律失常，应慎用并适当减少剂量。

静脉给药：氨茶碱加入葡萄糖溶液中，缓慢静脉注射，速度不宜超过 0.25mg/（kg·min）或静脉滴注，适用于哮喘急性发作且近 24 小时内未用过茶碱类药物的患者。负荷剂量为 4～6mg/kg，维持剂量为 0.6～0.8mg/（kg·h）。由于茶碱的"治疗窗"窄，以及茶碱代谢存在较大的个体差异，可引起心律失常、血压下降甚至死亡，在有条件的情况下应监测其血药浓度，及时调整浓度和滴速。茶碱有效、安全的血药浓度范围应在 6～15mg/L。

（6）抗胆碱药物：吸入抗胆碱药物如溴化异丙托品和溴化泰乌托品（tiotropium bromide）可阻断节后迷走神经传出支，通过降低迷走神经张力而舒张支气管。其舒张支气管的作用比 β_2 受体激动剂弱，起效也较慢，但长期应用不易产生耐药，对老年人的疗效不低于年轻人。

本品有气雾剂和雾化溶液两种剂型。经 pMDI 吸入溴化异丙托品气雾剂，常用剂量为 20～40μg，每天 3～4 次；经雾化泵吸入溴化异丙托品溶液的常用剂量为 50～125μg，每天 3～4 次。溴化泰乌托品（噻托溴铵）是新近上市的长效抗胆碱药物，对 M_1 和 M_3 受体具有选择性抑制作用，仅需每天 1 次吸入给药。本品与 β_2 受体激动剂联合应用具有协同、互补作用。本品对有吸烟史的老年哮喘患者较为适宜，但对妊娠早期妇女和患有青光眼或前列腺肥大的患者应慎用。

（7）抗 IgE 治疗：抗 IgE 单克隆抗体可应用于血清 IgE 水平增高的哮喘患者。目前它主要用于经过 ICS 和 LABA 联合治疗后症状仍未控制的严重哮喘患者。目前在 11～50 岁哮喘患者的治疗研究中，尚没有发现抗 IgE 治疗有明显毒副作用，但因该药临床使用的时间尚短，其远期疗效与安全性有待进一步观察。价格昂贵也使其临床应用受到限制。

（8）变应原特异性免疫疗法（SIT）：通过皮下给予常见吸入变应原提取液（如尘螨、猫毛、豚草等），可减轻哮喘症状和降低气道高反应性，适用于过敏原明确但难以避免的哮喘患者。其远期疗效和安全性尚待进一步研究与评价。变应原制备的标准化也有待加强。哮喘患者用此疗法应在医师严格指导下进行。目前已试用舌下给药的变应原免疫疗法。SIT 应该是在严格的环境隔离和药物干预无效（包括吸入激素）情况下考虑的治疗方法。现在没有研究比较其和药物干预的疗效差异。目前还没有证据支持使用复合变应原进行免疫治疗的价值。

（9）其他治疗哮喘药物。①抗组胺药物：口服第二代抗组胺药物（H_1 受体拮抗剂）如酮替芬、氯雷他定、阿司咪唑、氮卓斯汀、特非那定等具有抗变态反应作用，在哮喘治疗中的作用较弱。可用于伴有变应性鼻炎哮喘患者的治疗。这类药物的不良反应主要是嗜睡。阿司咪唑和特非那定可引起严重的心血管不良反应，应谨慎使用。②其他口服抗变态反应药物：如曲尼司特（tranilast）、瑞吡司特（repirinast）等可应用于轻度至中度哮喘的治疗。其主要不良反应是嗜睡。③可能减少口服激素剂量的药物：包括口服免疫调节剂（甲氨蝶呤、环孢素、金制剂等）、某些大环内酯类抗生素和静脉应用免疫球蛋白等。其疗效尚待进一步研究。

（二）长期治疗方案的确定

哮喘的治疗应以患者病情的严重程度为基础，根据其控制水平类别选择适当的治疗方案。哮喘药物的选择既要考虑药物的疗效及其安全性，也要考虑患者的实际状况，如经济收入和当地的医疗资源等。要为每个初诊患者制订哮喘防治计划，定期随访、监测，改善患者的依从性，并根据患者病情变化及时调整治疗方案。

对以往未经规范治疗的初诊哮喘患者一般可选择第 2 级治疗方案；哮喘患者症状明显，则应直接选择第 3 级治疗方案。从第 2 级到第 5 级的治疗方案中都有不同的哮喘控制药物可供选择。而在每一级中都应按需使用缓解药物，以迅速缓解哮喘症状。如果使用含有福莫特罗和布地奈德单一吸入装置进行联合治疗时，可作为控制和缓解药物应用。

如果使用该分级治疗方案不能够使哮喘得到控制，治疗方案应该升级直至哮喘控制为止。当哮喘控制并维持至少 3 个月后，治疗方案可考虑降级。建议减量方案有以下几方面。

（1）单独使用中剂量至高剂量吸入激素的患者，将吸入激素剂量减少 50%。

（2）单独使用低剂量激素的患者，可改为每天 1 次用药。

（3）联合吸入激素和 LABA 的患者，将吸入激素剂量减少约 50%，仍继续使用 LABA 联合治疗。当达到低剂量联合治疗时，可选择改为每天 1 次联合用药或停用 LABA，单用吸入激素治疗。若患者使用最低剂量控制药物达到哮喘控制 1 年并且哮喘症状不再发作，可考虑停用药物治疗。上述减量方案尚待进一步验证。通常情况下，患者在初诊后 2～4 周回访，以后每 1～3 个月随访 1 次。出现哮喘发作时应及时就诊，哮喘发作后 2 周至 1 个月内进行回访。

（三）哮喘急性发作的处理

哮喘急性发作的治疗取决于发作的严重程度以及对治疗的反应。治疗的目的在于尽快缓解症状、解除气流受限和改善低氧血症，同时需要制定长期治疗方案以预防再次急性发作。

对于具有哮喘相关死亡高危因素的患者，需要给予高度重视，这些患者应当尽早到医疗机构就诊。高危患者包括：①曾经有过气管插管和机械通气的濒于致死性哮喘的病史。②在过去 1 年中因为哮喘而住院或看急诊。③正在使用或最近刚刚停用的口服激素。④目前未使用吸入激素。⑤过分依赖速效 β_2 受体激动剂，特别是每月使用沙丁胺醇（或等效药物）超过 1 支的患者。⑥有心理疾病或社会心理问题，包括使用镇静剂。⑦有对哮喘治疗计划不依从的历史。

1.轻度和部分中度哮喘急性发作的治疗

家庭或社区中的治疗措施主要为重复吸入速效β2受体激动剂，在第一小时每20分钟吸入2～4喷。随后根据治疗反应，轻度急性发作可调整为每3～4小时吸入2～4喷，中度急性发作每1～2小时吸入6～10喷。如果对吸入性β2受体激动剂反应良好（呼吸困难显著缓解，PEF占预计值＞80%或达到个人最佳值，且疗效维持3～4小时），通常不需要使用其他的药物。如果治疗反应不完全，尤其是在控制性治疗的基础上发生急性发作，应尽早口服激素（泼尼松龙0.5～1mg/kg或等效剂量的其他激素），必要时到医院就诊。

（1）氧疗与辅助通气：哮喘急性发作时，由于支气管平滑肌痉挛和平喘药物应用后引起的V/Q比例失调加重，可出现低氧血症。应经鼻导管吸入较高浓度的氧气，以及时纠正缺氧。如果缺氧严重，应经面罩或鼻罩给氧，使$PaO_2＞60mmHg$。只有出现CO_2潴留时才需限制吸氧浓度。

如果患者全身情况进行性恶化，神志改变，意识模糊，$PaO_2＜7.98kPa$（60mmHg），$PaCO_2＞6.65kPa$（50mmHg），应及时行气管插管或气管切开，行机械辅助通气。鉴于哮喘时气道中广泛的炎症和分泌物，通过呼吸机按常规给予通气量，不仅难以达到纠正低氧血症的目的，反可因加重肺部通气/血流（V/Q）比率失调，易引起容积伤等并发症，故近年来主张应用允许性高碳酸血症通气又称控制性低通气量辅助呼吸（mechanical controlled hypoventilation，MCHV）。

（2）β2受体激动剂：轻度至中度哮喘发作应用手控定量气雾剂（MDI）辅以储雾罐装置，在1小时内每20分钟吸入2～4喷，多可缓解症状。中度至重度哮喘发作患者，应用沙丁胺醇溶液以氧气或压缩空气为动力持续雾化吸入，或者皮下或静脉注射β2受体激动剂。肾上腺素0.25～0.5mg前臂皮下注射，必要时30分钟后可重复注射1次。但对于心律不齐或心动过速的老年患者应慎用。

（3）氨茶碱：以每小时0.6～0.8mg/kg的速率静脉滴注，可以维持有效血药浓度。如果24小时内患者未用过氨茶碱，则应首先缓慢地经静脉注射负荷量（4～6mg/kg）的氨茶碱，以使氨茶碱迅速达到有效血浓度。但应注意，静注本品的速度过快或剂量过大，可能引起严重不良反应甚至心脏停搏。

（4）抗胆碱药：溴化异丙托品气雾剂每次 4 喷，每天 4 次吸入。与 β₂ 受体激动剂气雾剂同时应用有相加作用。溴化异丙托品溶液与 β₂ 受体激动剂溶液同时雾化吸入疗效更好。

（5）糖皮质激素：布地奈德溶液经射流装置持续雾化吸入可用于急诊住院患者的初始治疗。中度哮喘发作可口服泼尼松，每天 30～50mg，分 1～2 次口服。重度哮喘发作则应及时静脉滴注琥珀酸氢化可的松 200～600mg。必要时每天剂量可增至 1500mg。甲泼尼龙静脉滴注，每天用量 40～160mg。重度哮喘发作时应用全身激素的原则是足量、短程、经静脉给药。

2.重度哮喘发作的治疗

原称哮喘持续状态（status asthmaticus），除了上述治疗措施外，应酌情给予以下几方面治疗。

（1）补液：根据失水及心脏情况，静脉补充液体，纠正因哮喘持续发作时张口呼吸、出汗、进食少等原因引起的脱水，可避免痰液黏稠导致气道堵塞。每天补液量一般为 2500～3000mL，应遵循补液的一般原则，即先快后慢、先盐后糖、见尿补钾。

（2）纠正酸中毒：严重缺氧可引起代谢性酸中毒，后者可使患者的支气管对平喘药的反应性降低。可用 5%碳酸氢钠静脉滴注或缓慢静脉注射。常用量可用下列公式预计：所需 5%碳酸氢钠毫升数=［正常 BE（mmol/L）-测定 BE（mmol/L）］×体重（kg）×0.4，式中正常 BE 以 3mmol/L 计算。但是应避免形成碱血症，因为氧离曲线左移不利于血氧在组织中的释放。

（3）合理使用抗生素：重度哮喘发作患者气道阻塞严重，易于产生呼吸道和肺部感染，故应酌情选用广谱抗生素静脉滴注。由于部分哮喘患者属于特应症，对多种药物过敏，应防止药物变态反应的发生。

（4）纠正电解质紊乱：部分患者可因反复应用 β₂ 激动剂和大量出汗而出现低钾、低钠等电解质紊乱，应及时予以纠正。

（5）并发症的处理：当患者出现张力性气胸、痰栓阻塞或呼吸肌衰竭时应及时诊断、及时处理。否则，患者常因此而死亡。值得指出的是，当一名重度哮喘发作患者的哮鸣音突然降低或消失，但其发绀和呼吸困难更为严重时，不能简单地误认为病情缓解而应考虑有合并上述并发症的危险，应及时查明原因，对症治疗。并发张力性气胸的患者应及时行胸腔闭式引流术，黏液痰栓阻塞气道的患者可行支气管肺泡灌洗术（BAL），并发呼吸肌衰竭的患者应及时建立人工气道，行机械辅助通气。

七、预防与预后

（一）预防

本病的预防可分为 3 级。

1.一级预防

一级预防旨在通过去除周围环境中的各种致喘因子，以达到预防哮喘的目的。

2.二级预防

二级预防是在哮喘患者无临床症状时给予早期诊断和治疗，防止其病情的发展。

3.三级预防

积极地控制哮喘症状，防止其病情恶化，减少并发症，改善哮喘患者的预后。

（二）预后

多数哮喘患者通过合理使用现有的防治哮喘药物，可以控制哮喘症状，避免急性哮喘发作。约一半的哮喘儿童在发育期中哮喘症状可自行缓解，其中约半数在数年、十几年或数十年后哮喘复发。近年来有人报道，年龄和症状较轻、血 IgE 较低的成年哮喘患者，在给予及时、正确的治疗后也可临床治愈。相反，未经合理治疗的哮喘患者，反复发作，病情逐渐加重，可并发肺气肿、肺源性心脏病，预后较差。

第四节　支气管扩张症

支气管扩张症是指支气管及其周围组织的慢性炎症所导致的支气管壁肌肉和弹性组织破坏，管腔形成不可逆性扩张、变形。临床主要表现为慢性咳嗽、大量脓痰、反复咯血。多见于儿童和青年。随着人们生活水平的改善，麻疹、百日咳等疫苗的广泛接种以及抗菌药物的应用，本病已明显减少。

一、病因和发病机制

（一）支气管-肺组织的感染

婴幼儿期支气管-肺组织的感染是支气管扩张症最常见的病因。多数患者在童年有麻疹、百日咳或支气管肺炎迁延不愈的病史，之后常有呼吸道反复发作的感染，破坏支气管壁组织，尤其是平滑肌和弹性组织破坏，使管壁失去支撑作用。支气管炎症引起支气管黏膜充血水肿及分泌物阻塞管腔，导致引流不畅而加重感染。此外，肺结核纤维组织增生、牵拉收缩可造成支气管变形、扩张。其他如吸入腐蚀性气体、支气管曲霉菌感染、胸膜粘连等也可损伤或牵拉支气管壁，反复继发感染，引起支气管扩张。

（二）支气管阻塞

肿瘤、异物、感染、支气管周围肿大的淋巴结或肺癌的压迫，可使支气管阻塞导致肺不张，胸腔负压直接牵拉支气管，导致支气管扩张。

（三）其他因素

先天性支气管发育缺损及遗传因素如支气管软骨和纤毛细胞发育不全综合征、肺囊性纤维化、遗传性 α -1 抗胰蛋白酶缺乏等也可引起支气管扩张症。此外，尚有约 30% 患者病因不明，可能与全身疾病等因素有关。

二、临床表现

病程呈慢性经过，部分患者幼年患有肺炎、麻疹、百日咳、支气管肺炎等病史。

（一）症状

1.慢性咳嗽、大量脓痰

咳嗽、咳痰与体位有关，于夜卧、晨起转动体位诱发或加重。因体位改变时积储于支气管扩张处的分泌物移动刺激支气管黏膜诱发咳嗽、咳痰。急性感染发作时，每天痰量可达数百毫升，呈黄绿色脓痰，将痰收集于玻璃瓶中静置后可分为三层：上层为泡沫，中层为混浊黏液，下层为脓性坏死组织沉淀物。引起感染的常见病原体为铜绿假单胞菌、金黄色葡萄球菌、流感嗜血杆菌、肺炎链球菌及卡他莫拉菌等，若合并厌氧菌感染时痰液有臭味。

2.反复咯血

50%～70%的患者有不同程度的咯血，从痰中带血到大量咯血，咯血量与病情严重程度、病变范围有时不一致。部分病变发生在上叶支气管者，以咯血为唯一症状，临床上称为"干性支气管扩张"。

3.反复肺部感染

其主要特点是同一肺段反复发生肺炎并迁延不愈，主要是由于扩张的支气管清除分泌物的功能丧失、引流差所致。

4.慢性感染中毒症状

反复感染可引起发热、乏力、贫血、消瘦、食欲下降等，使儿童生长发育受到影响。

（二）体征

早期或干性支气管扩张无明显异常肺部体征，病变重或继发感染时可闻及下胸部、背部固定而持久的局限性粗湿啰音，有时可闻及哮鸣音。部分患者因长期缺氧而伴有杵状指（趾）。出现肺气肿、肺源性心脏病等并发症也可有相应的体征。

三、实验室和辅助检查

（一）实验室检查

血液检查白细胞总数和分类一般正常，急性感染时白细胞总数及中性粒细胞计数可增高。贫血者血红蛋白减少，血沉可增快。痰细菌学检查可找到病原体，有利于指导抗生素的治疗。

（二）影像学检查

影像学检查为诊断支气管扩张的重要检查。

1.胸部 X 线检查

早期轻症患者常无特殊发现，或仅有一侧或双侧下肺纹理局部增多、增粗。重症病变区表现肺纹理增多、增粗、排列紊乱。支气管柱状扩张，典型 X 线表现为支气管呈柱状增粗或"双轨征"，囊状扩张典型表现呈蜂窝状或卷发状阴影，其间夹有气液平面的囊腔。

2.胸部 CT

CT 可显示支气管壁增厚的柱状扩张或成串成簇的囊状扩张改变。高分辨 CT（HRCT）能够显示次级肺小叶为基本单位的肺内细微结构，已基本取代支气管造影。

3.支气管造影

此检查对支气管扩张具有确诊价值，可明确病变的部位、形态、范围，以及严重程度，为手术治疗提供重要资料。但由于此项检查为创伤性检查，目前已被 CT 取代。

4.支气管镜检查

常规纤维支气管镜检查可以到达 3 级支气管水平，镜下可见病变部位呈弹坑样改变，并可发现部分患者的出血部位及阻塞原因。还可进行局部灌洗，取灌洗液作细菌学和细胞学检查，有助于诊断和治疗。

四、诊断和鉴别诊断

（一）诊断

根据慢性咳嗽、大量脓痰、反复咯血，肺部闻及固定而持久性湿啰音，儿童时期有诱发支气管扩张的呼吸道感染史，结合影像学检查尤其是胸部 CT 或 HRCT 常可做出明确诊断。

（二）鉴别诊断

1.慢性支气管炎

慢性支气管炎多于中老年发病，有慢性咳嗽、咳痰，常于冬春季症状加重，痰多为白色黏液性，急性发作时呈黏液脓性痰，无反复咯血。两肺可有散在性干、湿啰音，不固定，咳嗽后可消失。胸部 X 线检查可见肺纹理粗乱或肺气肿征象。

2.肺结核

肺结核常有低热、乏力、盗汗和消瘦等结合全身性中毒症状，干、湿啰音常局限于肺上叶。X 线胸片及痰结核菌检查可作出诊断。

3.肺脓肿

肺脓肿起病急，畏冷、高热等全身中毒症状重，有大量脓臭痰、咯血等症状，胸部 X 线检查可见局部浓密炎症阴影，其中又含气液平面。急性肺脓肿经有效抗生素治疗炎症可完全吸收。慢性肺脓肿并发的支气管扩张，常有急性肺脓肿史。

4.支气管肺癌

支气管肺癌多见于 40 岁以上的吸烟者，有刺激性干咳、间断性或持续性痰中带血，大咯血少见，仅于肿瘤表面糜烂侵犯大血管时发生。胸部 X 线、CT 等影像学检查和（或）支气管镜检查可进行鉴别。

5.先天性肺囊肿

先天性肺囊肿为先天性疾病，若未合并感染则无明显症状。胸部 X 线检查可见多个边缘清楚、壁较薄的圆形或椭圆形阴影，周围无浸润性炎症改变，CT 或支气管造影有助于诊断。

6.弥漫性泛细支气管炎

弥漫性泛细支气管炎有慢性咳嗽、咳痰、活动时呼吸困难，常伴有慢性鼻窦炎病史，X 胸片或 CT 有弥漫分布的边界不太清楚的小结节影，大环内酯类抗生素持续治疗 2 个月以上有效，确诊需病理学证实。

五、治疗和预防

支气管扩张的治疗原则是消除病原，促进痰液排出，控制感染，必要时行外科治疗。

（一）治疗基础疾病

对活动性肺结核伴支气管扩张者应积极抗结核治疗，低免疫球蛋白血症可用免疫球蛋白替代治疗。

（二）控制感染

控制感染是急性感染发作主要的治疗措施。如痰量增加，或出现黄绿色脓痰时需尽早使用抗生素。可根据痰涂片革兰染色及痰培养来指导抗生素的应用。轻症者一般可选用口服阿莫西林，或第一、二代头孢菌素，也可选用喹诺酮类或磺胺类药物；重症患者需静脉联合用药，如第三代头孢菌素加氨基糖苷类药物。由假单胞菌属细菌感染者可选用头孢他啶、头孢吡肟和亚胺培南-西司他丁钠等。若痰液有臭味，则提示有厌氧菌感染，需加用甲硝唑或替硝唑。对慢性咳脓痰的患者，除短期使用抗生素外，还可选用疗程更长的抗生素，如口服阿莫西林或雾化吸入氨基糖苷类，或间断并规则使用单一抗生素，以及轮换使用抗生素。

（三）改善气流受限

支气管扩张剂可改善气流受限，并协助清理气道分泌物。对伴有气道高反应及可逆性气流受限的患者疗效明显。可口服氨茶碱 $0.1\sim0.2g$，一天 3 次，或其他缓解气道痉挛的药物，也可加用 β_2 受体激动剂吸入。

（四）清除气道分泌物

清除气道分泌物是控制感染和减轻全身中毒症状的关键之一。主要措施有以下两种。

1.体位引流

根据病变不同部位采取不同体位，原则上使病灶处位于高位，引流支气管置于低处。引流前可行雾化吸入，引流中可拍健侧背部以提高引流效果。

2.祛痰剂

口服氯化铵 0.3~0.6g，或溴己新 8~16mg，一天 3 次。雾化吸入重组脱氧核糖核酸酶，可通过阻断中性粒细胞释放 DNA 降低痰液黏稠性。

（五）外科治疗

对于反复呼吸道急性感染或大咯血，病变不超过 2 个肺叶，经充分内科治疗效果不佳，无严重心、肺功能损害者，可考虑外科手术治疗。如果大出血来自增生的支气管动脉、病变局限，经药物治疗不能缓解、反复发生威胁生命的大咯血，可考虑外科手术，但术前必须明确出血部位，否则采用支气管动脉栓塞术治疗。积极防治婴幼儿麻疹、百日咳、支气管肺炎及肺结核等急慢性呼吸道疾病，是预防支气管扩张的重要措施。对支气管扩张患者应积极预防呼吸道感染，增强体质，提高机体免疫力及抗病能力，坚持体位引流及戒烟，可防止病情加重。

第五节　呼吸衰竭

呼吸衰竭（respiratory failure）是各种原因引起的肺通气和（或）换气功能严重障碍，以致在静息状态下也不能维持足够的气体交换，导致缺氧伴（或不伴）二氧化碳潴留，从而引起一系列病理生理改变和相应临床表现的综合征。因其临床表现缺乏特异性，明确诊断需依据动脉血气分析。在海平面，于静息状态下呼吸室内空气条件下，动脉血氧分压（PaO_2）低于 60mmHg，或伴有二氧化碳分压（$PaCO_2$）高于 50mmHg，并排除心内解剖分流和原发于心排血量降低等因素后，即为呼吸衰竭（简称呼衰）。

一、概述

（一）分类

1.按发病急缓分类

（1）急性呼吸衰竭因某些突发的致病因素，使肺通气和（或）换气功能迅速出现严重障碍，在短时间内引起呼吸衰竭。常见病因有严重肺疾患、急性气道阻塞、溺水、电击、创伤、休克等。

（2）慢性呼吸衰竭指在一些慢性疾病基础上，造成呼吸功能损害并逐渐加重，经过较长时间发展为呼吸衰竭。常见病因有 COPD、肺结核、肺间质性病变、神经肌肉病变等，以 COPD 最为常见。

2.按动脉血气分析分类

（1）I 型呼吸衰竭血气分析特点为缺氧（$PaO_2 < 60mmHg$），但二氧化碳分压（$PaCO_2$）正常或降低。主要见于肺换气功能障碍（通气/血流比例失调、弥散功能损害和肺动-静脉分流）的疾病，如严重肺部感染性疾病、急性肺栓塞等。

（2）II 型呼吸衰竭血气分析特点为缺氧（$PaO_2 < 60mmHg$）伴二氧化碳潴留（$PaCO_2 > 50mmHg$），多由肺泡通气不足所致，常见于 COPD、上呼吸道阻塞、呼吸肌功能障碍等。

3.按发病机制分类

（1）泵衰竭。由于呼吸驱动力不足（呼吸运动中枢神经系统疾病）或呼吸运动受限（周围神经麻痹，呼吸肌疲劳，胸廓畸形）引起的呼吸衰竭称泵衰竭，主要引起肺通气功能障碍，表现为 II 型呼吸衰竭。

（2）肺衰竭。由于气道阻塞、肺组织病变和肺血管病变所致的呼吸衰竭称为肺衰竭。肺组织病变和肺血管病变常引起换气功能障碍，表现为 I 型呼吸衰竭；严重的气道阻塞影响通气功能，造成 II 型呼吸衰竭。

（二）病因

1.气道阻塞性病变

气管-支气管炎症、痉挛、肿瘤、异物，如 COPD、重症哮喘等引起气道阻塞和肺通气不足，或伴有通气/血流比例失调，导致缺氧和二氧化碳潴留，发生呼吸衰竭。

2.肺组织病变

各种累及肺实质和（或）肺间质的病变，如肺炎、尘肺、严重肺结核、肺水肿、肺气肿、弥漫性肺纤维化等，导致肺泡减少、有效弥散面积减少、肺顺应性减低、通气/血流比例失调，导致缺氧或合并二氧化碳潴留，发生呼吸衰竭。

3.肺血管疾病

肺血管炎和肺栓塞可引起肺通气/血流比例失调，或部分静脉血未经氧合直接流入肺静脉，引起呼吸衰竭。

4.胸壁及胸膜病变

严重的自发性或外伤性气胸、脊柱畸形、大量胸腔积液、胸膜肥厚粘连等亦可引起呼吸衰竭。

5.神经肌肉疾病

脑外伤、脑血管意外、脑炎，以及吗啡、苯巴比妥等镇静催眠药中毒等可直接或间接抑制呼吸中枢。脊髓颈段或高位胸段损伤、脊髓灰质炎、多发性神经根炎、重症肌无力、进行性肌营养不良、系统硬化症、有机磷农药中毒以及严重钾代谢紊乱，均可累及呼吸肌，造成呼吸肌无力、疲劳、麻痹，引起肺通气不足导致呼吸衰竭。

（三）发病机制和病理生理

1.低氧血症和高碳酸血症的发生机制

（1）肺泡通气不足：肺泡正常的通气依赖于正常的气道，同时必须具备正常的胸廓和肺的顺应性。当通气功能障碍时，导致肺泡通气不足，从而引起缺氧和二氧化碳潴留。

（2）弥散障碍：指氧及二氧化碳通过肺泡膜进行交换的物理弥散过程发生障碍。因氧的弥散能力仅为二氧化碳的 1/20，故弥散障碍通常以低氧血症为主。

（3）通气/血流（V/Q）比例失调：正常成年人在静息状态下呼吸空气，肺泡通气为 4L/min；肺毛细血管血流量为 5L/min，V/Q 比例为 0.8，此为最合适的比例，进入肺泡的气体可以和肺泡血流充分进行气体交换。若肺毛细血管损害而通气正常时，则 V/Q＞0.8 导致生理无效腔增大称为"无效腔通气"，造成缺氧，如肺栓塞和休克。若肺泡通气量减少（如肺炎症实变、肺水肿、肺不张）而肺血流量正常时，则 V/Q＜0.8，使静脉血未能充分氧合就汇入了动脉，形成"分流效应"，如分流量超过 30%，吸氧也不能明显提高 PaO2。无论 V/Q 比值增高或降低，均影响肺的有效气体交换而导致缺氧，但一般无二氧化碳潴留，仅在严重比例失调时可有二氧化碳潴留。

（4）氧耗量增加：发热、寒战、呼吸困难、抽搐等均增加机体氧耗量，加重机体缺氧。

2.缺氧和二氧化碳潴留对人体的影响

呼吸衰竭导致机体缺氧和二氧化碳潴留，可引起人体各个系统、器官的功能和代谢发生一系列代偿适应反应，以改善组织供氧，调节酸碱平衡和适应内环境的改变。当呼吸衰竭严重时出现代偿不全，表现多器官功能和代谢紊乱直至呼吸衰竭。

（1）对中枢神经系统的影响：$PaO_2 < 60mmHg$ 时，可出现注意力不集中、智力减退和视力下降；PaO_2 迅速降至 $40 \sim 50mmHg$ 以下则会出现头痛、烦躁不安、定向力与记忆力障碍、精神错乱、嗜睡等一系列神经系统症状；当 $PaO_2 < 30mmHg$，患者神志丧失，甚至昏迷；$PaO_2 < 20mmHg$，仅需数分钟即可造成神经细胞不可逆性损伤。

二氧化碳潴留使脑脊液 H^+ 浓度增加，影响脑细胞代谢，降低脑细胞兴奋性，抑制大脑皮质活动。但 $PaCO_2$ 轻度增高，对皮质下层刺激加强，间接引起皮层兴奋。二氧化碳潴留也可以引起头痛、头晕、烦躁不安、精神错乱、扑翼样震颤、嗜睡、昏迷、抽搐和呼吸抑制等。这种由缺氧和二氧化碳潴留导致的精神、神经障碍综合征称为肺性脑病，又称二氧化碳麻醉。肺性脑病早期，患者常表现为失眠、兴奋、烦躁不安等症状，晚期则表现为嗜睡、昏睡、昏迷等抑制症状。缺氧和二氧化碳潴留均可使脑血管扩张，还能损伤血管内皮细胞使血管通透性增加，引起脑间质水肿；缺氧使红细胞 ATP 生成减少，造成 Na^+-K^+ 泵功能障碍，引起细胞内 Na^+ 及水增多，形成脑细胞水肿。上述情况均可引起脑组织充血、水肿及颅内压增高，严重时出现脑疝。

（2）对循环系统的影响：PaO_2 降低和 $PaCO_2$ 增高均可引起反射性心率加快、心肌收缩力增强、心排出量增加，皮肤和腹腔脏器血管收缩，冠状动脉扩张，血流增加。严重缺氧和二氧化碳潴留可直接抑制心血管中枢，造成心脏活动受抑制和血管扩张、血压下降和心律失常。急性严重缺氧可导致心室颤动、心脏骤停。长期慢性缺氧可导致心肌纤维化、心肌硬化。在呼吸衰竭过程中肺动脉高压以及心肌受损导致肺源性心脏病。

（3）对呼吸系统的影响。①缺氧的影响：缺氧对呼吸中枢产生直接的抑制作用，但当

$PaO_2 < 60mmHg$ 时，缺氧刺激颈动脉体、主动脉体的化学感受器，反射性兴奋呼吸中枢，使呼吸运动加强。当 $PaO_2 < 30mmHg$，缺氧对呼吸的抑制作用超过了外周反射性兴奋作用，使呼吸受抑制。②二氧化碳的影响：二氧化碳对呼吸中枢具有强大的兴奋作用，当二氧化碳浓度增高时，呼吸加深、加快，肺通气量明显增加。但当 $PaCO_2 > 80mmHg$ 时，其对呼吸中枢反而产生抑制、麻醉作用，肺通气量下降，此时呼吸运动主要靠缺氧对外周化学感受器的刺激作用来维持。故对此类患者在氧疗过程中应给予持续低浓度、低流量吸氧，避免为迅速纠正缺氧而采取高浓度吸氧。

（4）对肾功能的影响：呼吸衰竭使肾血管收缩，造成肾缺血、缺氧，引起功能性改变，甚至发生肾功能不全。

（5）对消化系统的影响：缺氧直接或间接损害肝细胞导致丙氨酸氨基转移酶上升；缺氧使胃壁血管收缩，造成胃黏膜屏障作用降低，而二氧化碳潴留又使胃酸分泌增加，从而引起消化功能障碍，甚至出现胃肠黏膜糜烂、坏死、出血、溃疡。

（6）对酸碱平衡和电解质的影响：当严重缺氧时，机体有氧代谢障碍，能量产生减少，同时产生大量的乳酸，引起代谢性酸中毒。而二氧化碳潴留，$PaCO_2 > 45mmHg$ 时，又可导致呼吸性酸中毒。此外，缺氧、能量不足导致钠泵功能障碍，使细胞内 K^+ 转移至血液，而 Na^+、H^+ 则进入细胞内，造成高钾血症和细胞内酸中毒。在酸中毒的情况下，机体在代偿过程中减少 HCO_3^- 的排出，相应的 Cl^- 的排出增多，产生低氯血症。

二、急性呼吸衰竭

（一）病因

1.呼吸系统疾病

（1）呼吸道阻塞性病变如呼吸道异物吸入、喉头水肿、重度及危重哮喘等。

（2）急性肺、胸疾病如急性重症肺炎、急性大面积肺栓塞、急性肺水肿、张力性气胸、急剧增加的胸腔积液等。

2.急性颅内感染、外伤、脑血管病变

这些疾病直接或间接抑制呼吸中枢。

3.神经肌肉疾病

脊髓灰质炎、吉兰-巴雷综合征、重症肌无力等。

（二）临床表现

1.呼吸困难

呼吸困难为呼吸衰竭最早出现的症状，可表现出呼吸频率、节律和深度的改变。

2.发绀

发绀为缺氧的典型表现。当动脉血氧饱和度低于90%时，可在口唇、指甲等处出现发绀。应注意，发绀的程度与还原血红蛋白的含量有关，故严重贫血的患者可不出现明显的发绀。严重休克等原因引起末梢循环障碍，即使动脉血氧饱和度尚正常，也可出现发绀，称为外周性发绀；由动脉血氧饱和度降低而出现的发绀，称为中枢性发绀。

3.神经精神症状

急性缺氧可在短时间内出现精神错乱、躁狂、昏迷、抽搐等症状，若伴有二氧化碳潴留则可出现嗜睡、表情淡漠、扑翼样震颤，甚至呼吸骤停。

4.循环系统表现

多数患者表现为心动过速。严重缺氧、酸中毒可致心肌损害，引起周围循环衰竭、血压下降、心肌损害、心律失常，甚至心脏骤停。

5.消化系统表现

严重缺氧引起肝细胞损害导致血清丙氨酸氨基转移酶（ALT）升高。此外，因胃肠道黏膜屏障功能损伤，或还伴有二氧化碳潴留使胃酸分泌增加，出现胃肠黏膜糜烂、坏死或应激性溃疡致上消化道出血。

6.泌尿系统表现

因肾缺血、缺氧导致肾功能损害，血浆尿素氮可升高，个别病例尿中可出现蛋白、红细胞及管型。

（三）实验室和辅助检查

急性呼吸衰竭除原发病和低氧血症及二氧化碳潴留引起的临床表现外，其诊断主要靠血气分析，而肺功能、胸部影像学及纤支镜等检查则有助于呼吸衰竭的病因诊断。

1.动脉血气分析

对于判断呼吸衰竭及酸碱失衡的严重程度及指导治疗具有重要意义。在海平面、静息状态、呼吸空气条件下，动脉血氧分压（PaO_2）＜60mmHg 伴或不伴二氧化碳分压（$PaCO_2$）＞50mmHg。pH 可反映机体的代偿状况，当 $PaCO_2$ 升高，pH 正常时称为代偿性呼吸性酸中毒；当 $PaCO_2$ 升高，而 pH＜7.35，则称为失代偿性呼吸性酸中毒。

2.肺功能检测

通过肺功能的检测，有助于判断通气功能障碍的性质（阻塞性限制性或混合性），以及是否合并有换气功能障碍，并对通气和换气功能障碍的程度进行判断。

3.胸部影像学检查

胸部影像学检查包括普通胸部 X 线检查、胸部 CT 和放射性核素肺通气/灌注扫描、肺血管造影等，有助于明确呼吸衰竭的病因。

4.支气管镜检查

支气管镜检查对于明确大气道情况及取得细菌学、病理学证据具有重要意义。

（四）治疗

基本治疗原则是：加强呼吸支持，在保持呼吸道通畅的基础上，纠正缺氧和改善通气，同时积极治疗呼吸衰竭的病因及诱发因素，加强一般支持治疗和其他重要脏器的检测与支持。

1.保持呼吸道通畅

保持呼吸道通畅为呼吸衰竭最基本、最重要的治疗措施。①若患者处于昏迷状态应取仰卧位，头后仰，托起其下颌并将口打开。②清除气道内的分泌物和异物。③若上述方法无效，则应考虑建立人工气道，以方便吸痰和做机械通气治疗。建立人工气道的方法包括气管插管和气管切开，二者属气管内导管，是重建呼吸通道最可靠的方法。

2.氧疗

任何类型的呼吸衰竭均存在低氧血症，而氧疗是治疗呼吸衰竭的重要措施之一。不同类型的呼吸衰竭吸氧的浓度和方法均不同。确定吸氧浓度的原则是保证 PaO_2 迅速提高到 8.0kPa（60mmHg）或血氧饱和度（SaO_2）＞90%的前提下，尽量减低吸氧浓度。Ⅰ型呼衰给予较高浓度的氧气吸入（＞35%）可以迅速缓解低氧血症而不引起二氧化碳的潴留；对于伴有高碳酸血症的急性呼衰的患者则需要低浓度给氧。吸入氧的浓度（%）=21+4×氧流量（L/min）。给氧的方法有鼻导管给氧或鼻塞给氧和面罩给氧。

3.增加通气，减少二氧化碳潴留

（1）呼吸兴奋剂。使用原则为：①必须保持气道通畅。②脑缺氧、水肿未纠正而出现频繁抽搐者慎用。③患者呼吸肌功能基本正常。④不可突然停药。主要适应证为以中枢抑制为主、通气量不足引起的呼吸衰竭。而以肺换气功能障碍为主导致的呼吸衰竭患者，不宜使用。呼吸兴奋剂常用的有尼可刹米、洛贝林及多沙普仑。

（2）机械通气。当机体出现严重的通气和（或）换气功能障碍时，以人工辅助通气装置来改善通气和（或）换气功能即为机械通气。应用机械通气能维持必要的肺泡通气量，降低 $PaCO_2$，改善肺的气体交换效能，使呼吸肌得以休息，有利于患者呼吸肌功能的恢复。

4.病因治疗

引起急性呼吸衰竭的原因很多，因此在解决呼吸衰竭本身造成危害的同时，针对不同病因采取适当的治疗措施十分必要。

5.一般支持治疗

由于电解质紊乱和酸碱平衡失调可进一步加重呼吸系统，甚至其他系统器官的功能障碍，并干扰呼吸衰竭治疗的效果，故一旦发生应给予积极纠正。此外，急性呼吸衰竭患者由于摄入不足或代谢失衡，往往存在营养不良，需保证足够的营养和热量供应。

6.其他重要脏器功能的检测与支持

呼吸衰竭往往累及其他重要脏器，因此应将重症患者及时转入 ICU，加强对重要脏器功能的检测与支持。预防和治疗肺动脉高压、肺源性心脏病、肺性脑病、肾功能不全、消化道功能障碍和弥散性血管内凝血（DIC）等，特别要注意防治多器官功能障碍综合征（MODS）。

三、慢性呼吸衰竭

（一）病因

慢性呼吸衰竭多由支气管-肺疾病引起，其中又以 COPD 最常见，其次为严重肺结核、肺间质纤维化等。胸廓和神经肌肉病变如胸廓畸形、广泛胸膜增厚、胸部手术、外伤、脊髓侧索硬化症等也可以导致慢性呼吸衰竭。

（二）临床表现

1.呼吸困难

COPD 所致的呼吸困难开始表现为呼吸费力伴呼气延长，严重时则为浅快呼吸。若并发有二氧化碳潴留、$PaCO_2$ 升高过快或显著增高而发生二氧化碳麻醉，患者呼吸可由过速转为浅慢呼吸或潮式呼吸。

2.精神神经症状

慢性呼吸衰竭伴二氧化碳潴留时，随着 $PaCO_2$ 的升高表现为先兴奋后抑制现象。兴奋症状包括失眠、烦躁或躁动、夜间失眠而白天嗜睡（昼夜颠倒现象），此时忌用镇静剂、催眠药，以免加重二氧化碳潴留，诱发肺性脑病。肺性脑病则表现为神志淡漠、肌肉震颤或扑翼样震颤、间歇抽搐、昏睡，甚至昏迷。

3.循环系统表现

二氧化碳潴留时出现外周体表静脉充盈、皮肤红润、温暖多汗、血压升高、心排出量增多而致脉搏洪大。大多数患者表现心率加快，因脑血管扩张而产生搏动性头痛。COPD 由于长期缺氧、二氧化碳潴留，可导致肺动脉高压、右心衰竭。严重缺氧还可导致循环瘀滞，诱发 DIC。

此外，还可引起消化系统、泌尿系统功能障碍而出现相应临床表现。

（三）实验室和辅助检查

慢性呼吸衰竭的血气分析诊断标准与急性呼吸衰竭相同，但在临床上Ⅱ型呼吸衰竭患者还常见另一种情况，即吸氧治疗后，$PaO_2 > 8.0kPa$（60mmHg），但 $PaCO_2$ 仍高于正常水平。

（四）治疗

治疗原则为积极治疗原发病，保持呼吸道通畅，改善通气功能，恰当的氧疗。

1.氧疗

COPD 是导致慢性呼吸衰竭最常见的病因，常表现为II型呼吸衰竭，在氧疗时需注意给予持续低流量、低浓度吸氧。以防止 PaO_2 上升过快，解除了低氧对外周化学感受器的刺激，避免使患者呼吸受到抑制，造成通气状况进一步恶化。$PaCO_2$ 升高严重时可陷入二氧化碳麻醉状态。

2.机械通气

机械通气为改善肺通气状况，促进二氧化碳的排出，可根据病情选用无创或有创机械通气。在 COPD 急性加重早期即给予无创机械通气，可以防止呼吸功能不全加重，缓解呼吸肌疲劳，减少后期气管插管或气管切开率，改善预后。机械通气过程中应密切观察病情，监测血压、心率，加强护理，随时吸痰，并根据血气分析结果随时调整呼吸机治疗参数，防止并发症发生。

3.抗感染

感染是慢性呼吸衰竭急性加重的主要诱因，一些非感染性因素诱发的呼吸衰竭也容易继发感染。应针对引起感染的致病菌选用有效的抗生素。

4.呼吸兴奋剂

慢性呼吸衰竭患者可根据需要应用呼吸兴奋剂兴奋呼吸中枢，增加通气量，可选用阿米三嗪 50～100mg，每天 2 次口服。

5.纠正酸碱平衡失调

慢性呼吸衰竭常有二氧化碳潴留，导致呼吸性酸中毒，改善通气，促进二氧化碳排出是治疗的关键。合并代谢性酸中毒，除积极去除病因外，如 pH 过低，可适量补碱。同时注意保持电解质的平衡。

第二章　消化系统疾病

第一节　胃良性肿瘤

胃良性肿瘤占胃肿瘤的 3%～5%，可分为上皮性肿瘤如腺瘤、乳头状瘤，间叶性肿瘤如平滑肌瘤、脂肪瘤、神经鞘瘤、神经纤维瘤、脉管性肿瘤、纤维瘤、嗜酸性肉芽肿等。胃息肉是一个描述性的诊断，指黏膜表面存在突向胃腔的隆起物，通常指上皮来源的胃肿瘤。

一、胃息肉

胃息肉属临床常见病，目前随着高分辨率内镜设备的普及应用，微小胃息肉的检出率已有明显增加。国外资料显示，胃息肉的发病率较结肠息肉低，占所有胃良性病变的 5%～10%。

（一）组织学分类

根据胃息肉的组织学分类可分为肿瘤性及非肿瘤性，前者即胃腺瘤性息肉，后者包括增生性息肉、炎性息肉、错构瘤性息肉、异位性息肉等。

1.腺瘤性息肉

即胃腺瘤，是指发生于胃黏膜上皮细胞，大都由增生的胃黏液腺所组成的良性肿瘤，一般起始于胃腺体小凹部。腺瘤一词在欧美指上皮内肿瘤增生，成为一个外观独立且突出生长的病变，而在日本则包括所有的肉眼类型，即扁平和凹陷的病变亦可称为腺瘤。腺瘤性息肉约占全部胃息肉的 10%，多见于 40 岁以上男性患者，好发于胃窦或胃体中下部的肠上皮化生区域。病理学可分为管状腺瘤（最常见）、管状绒毛状腺瘤和绒毛状腺瘤。可根据病变的细胞及结构异型性将其病理学分为低级别上皮内瘤变与高级别上皮内瘤变。80%

以上的高级别上皮内瘤变可进展为浸润性癌。

内镜下观察，胃腺瘤多呈广基隆起样，亦可为有蒂、平坦甚至凹陷型。胃管状腺瘤常单发，直径通常<1 cm，80%的病灶<2 cm。表面多光滑；胃绒毛状腺瘤直径较大，多为广基，典型者直径2～4 cm，头端常充血、分叶，并伴有糜烂及浅溃疡等改变。胃绒毛状腺瘤的恶变率较管状腺瘤为高。管状绒毛状腺瘤大多是管状腺瘤生长演进而来，有蒂或亚蒂多见，无蒂较少见，瘤体表面光滑，有许多较绒毛粗大的乳头状突起，可有纵沟，呈分叶状，组织学上呈管状腺瘤基础，混有绒毛状腺瘤成分，一般超过息肉成分的20%，但不到80%，直径大都在2 cm以上，可发生恶变。

2.增生性息肉

增生性息肉较常见，以胃窦部及胃体下部居多，好发于慢性萎缩性胃炎及Billroth II式术后的残胃背景。组织学上由幽门腺及腺窝上皮的增生而来，由于富含黏液分泌细胞，表面可覆盖黏液条纹及白苔样黏液酷似糜烂。多为单发且较小（<1 cm），小者多为广基或半球状，表面多明显发红而光滑；大者可为亚蒂或有蒂，头端可见充血、糜烂等改变。有时可为半球形簇状。增生性息肉不是癌前病变，但发生此类病变的胃黏膜常伴有萎缩、肠上皮化生及上皮内瘤变等，且部分增生性息肉患者可在胃内其他部位同时发生胃癌，应予以重视。通常认为增生性息肉癌变率较低，但若息肉直径超过2 cm，应行内镜下完整切除。

3.炎性息肉

胃黏膜炎症可呈结节状改变，凸出胃腔表面而呈现息肉状外观。病理学表现为肉芽组织，而未见腺体成分。胃炎性纤维性息肉是少见的胃息肉类型，好发于胃窦，隆起病灶的顶部缺乏上皮黏膜，其本质为伴有明显炎性细胞浸润的纤维组织增生。炎性息肉因不含腺体成分，无癌变风险，临床以随诊观察为主。

4.错构瘤性息肉

临床中错构瘤性息肉可单独存在，也可与黏膜皮肤色素沉着和胃肠道息肉病共同存在。单独存在的胃错构瘤性息肉局限于胃底腺区域，无蒂，直径通常小于5 mm。组织学上，错构瘤性息肉表现为正常成熟的黏膜成分呈不规则生长，黏液细胞增生，腺窝呈囊性扩张，平滑肌纤维束从黏膜肌层向表层呈放射状分割正常胃腺体。

5.异位性息肉

异位性息肉主要为异位胰腺及异位十二指肠腺（又称布伦纳腺）。异位胰腺常见于胃窦大弯侧，也可见于胃体大弯。多为单发，内镜下表现为一孤立的结节，中央可见凹陷。组织学上胰腺组织最常见于黏膜下层，深挖活检不易取得阳性结果；有时也可出现在黏膜层或固有肌层。如被平滑肌包围时即成为腺肌瘤。十二指肠腺瘤多见于十二指肠球部，亦可见于胃窦。

（二）临床表现

胃息肉可发生于任何年龄，患者大多无明显临床症状或可表现为上腹饱胀、疼痛、恶心、呕吐、胃灼热等上消化道非特异性症状。疼痛多位于上腹部，为钝痛，一般无规律性。较大的息肉表面常伴有糜烂或溃疡，可引起呕血、黑便及慢性失血性贫血。贲门附近的息肉体积较大时，偶尔可产生吞咽困难，而幽门周围较大的息肉可一过性阻塞胃流出道，引起幽门梗阻症状。很少见的情况是，若胃幽门区长蒂息肉脱入十二指肠后发生充血水肿而不能自行复位时，则可能产生胃壁绞窄甚至穿孔。体格检查通常无阳性发现。

（三）诊断

胃息肉较难通过常规问诊及体格检查所诊断。粪便隐血试验在 1/5～1/4 的患者可呈阳性结果。上消化道钡剂造影对直径 1 cm 以上的息肉诊断阳性率较高，由于该项检查对操作水平要求较高，常可因钡剂涂布不佳、体位及时机不当、未服祛泡剂导致气泡过多等原因导致漏诊误诊。内镜与活组织病理学检查相结合是确诊胃息肉最常用的诊断方法。

胃镜直视下可清晰观察息肉的部位、数量、形态、大小、是否带蒂、表面形态及分叶情况、背景黏膜改变等特征。胃镜检查中使用活检钳试探病灶，可感知病变的质地。观察中需注意冲洗去除附着的黏液、泡沫等，适当注气，充分暴露病变。判断息肉是否带蒂时，宜更换观察角度，内镜注气以舒展胃壁，并进行反复确认。

内镜观察后应常规对病灶行组织病理学检查。活检取材部位应选择息肉头端高低不平、色泽改变、糜烂处。若存在溃疡，宜取溃疡边缘。需取得足够组织量以便病理制片，并充分考虑到取材偏倚及病灶内异型腺体不均匀分布。约半数息肉中，活检标本与整体切除标本的组织病理学不一致，故内镜完整切除有助于最终明确诊断。鉴于未经活检而直接切除的息肉可能存在癌变风险，切除后可用钛夹标记创面，并密切随访病理结果及切端情况。

胃息肉的其他诊断方法包括变焦扩大内镜、超声内镜及胃增强CT。变焦扩大内镜可将常规内镜图像放大200倍，可清晰观察腺管开口及黏膜细微血管形态。胃病变的变焦扩大内镜分型有多种，其与病理学的相关性不如结肠黏膜凹窝分型。超声内镜在鉴别病变的组织学起源方面具有重要作用，应用30 MHz的超声微探头可清晰显示胃壁9层不同的层次结构。从超声图像判断，胃上皮性息肉病变通常局限于上皮层与黏膜层，固有肌层总是完整连续。增强CT检查可发现较大的胃息肉，一定程度上可与胃壁内肿块、腔外压迫及恶性肿瘤相鉴别。

（四）鉴别诊断

1.黏膜下肿瘤

内镜下观察到广基、边界不清晰的隆起灶时，需注意同黏膜下肿瘤相鉴别。桥形皱襞，指胃黏膜皱襞在胃壁肿瘤顶部与周围正常组织之间的牵引改变，呈放射状，走向肿瘤时变细，是黏膜下肿瘤的典型特征。当鉴别存在困难时，宜行超声内镜检查。此外，可试行活组织检查，黏膜下肿瘤不可能被常规活检取得，而仅表现为一些非特异性改变，如黏膜炎症等。少数情况下，需要同胃腔外压迫相鉴别。

2.恶性肿瘤

0-I型、0-IIa型早期胃癌可表现为息肉样、扁平隆起型改变，但肠型隆起型早期胃癌通常＞1 cm，表面多见凹凸不平、不规则小结节样，糜烂、出血或不规则微血管走行常见，活检钳触碰或内镜注气过程中易出血。弥漫型胃癌极少呈现为0-I型和0-IIa型。若内镜下观察到病灶周围的蚕食像及皱襞杵状膨大等改变，应高度疑及早期胃癌。全面、准确的活检病理是最佳鉴别方法。胃类癌多为1 cm左右扁平隆起，一般不超过2 cm，可多发，周围缓坡样隆起，中央时可见凹陷伴有发红的薄白苔，深取活检可获阳性结果。

3.疣状胃炎

疣状胃炎又称隆起糜烂型胃炎，是临床常见病，多发于胃窦及窦体交界处，呈中央脐样凹陷的扁平隆起灶，胃窦黏膜背景可见有增生肥厚呈凹凸结节、萎缩、血管透见、壁内出血等炎症改变。较大的疣状灶需要通过活检鉴别。

（五）治疗

采取良好的生活方式，积极治疗原发疾病，如慢性萎缩、化生性炎症，有助于预防胃息肉的发生。散发的、<5 mm 的胃底腺息肉通常被认为是无害的。胃息肉大多可通过内镜切除而痊愈。切除方法包括活检钳咬除、热活检钳摘除、热探头灼除、圈套后电外科切除、氩离子凝固术（APC）、激光及微波烧灼、尼龙圈套扎后圈套切除、黏膜切除术（EMR）、黏膜下剥离术（ESD）等多种。较小的息肉可选择前 3 种方法。圈套切除是较大息肉的最常用方法，并可与黏膜下注射、尼龙圈套扎等其他方法合用，切除后创面可用 APC 或热探头修整。EMR 术适用于<2 cm 扁平隆起病灶的完整切除，更大的病变完整切除则需要行 ESD 术，术前需于病变底部行黏膜下注射，以便抬举病灶，常用的注射液有 0.9%氯化钠注射液、1∶10000 肾上腺素、50%葡萄糖注射液、透明质酸钠、Glyceol（10%甘油果糖与 5%果糖的氯化钠注射液）等，上述溶液中常加入色素，以便于观察注射效果。有多种操作器械可进行 EMR 和 ESD，具体使用因不同操作者的喜好而定。需要强调的是，若病变疑及胃癌，则需一次性完整切除，较大的病变应展平后固定于软木板上，浸于 10%甲醛溶液中送病理行规范取材、连续切片，尤其是应注意所有切片的切缘情况。若病理学提示病变伴有癌变，则按胃癌根治标准处理。

内镜治疗后应规范服用胃酸抑制药及胃黏膜保护药，并定期随诊。内镜治疗主要并发症为出血、术后病变残余及穿孔。通常切除术后的黏膜缺损能很快愈合，出血通常为暂时性。创面过深、不慎切除肌层、电凝电流过大、时间过长，可导致急慢性穿透性损伤而致穿孔。预防性应用尼龙圈及钛夹可减少穿孔风险。切除后当即发生的急性穿孔应用钛夹夹闭、非手术治疗及密切观察，延迟发生的穿孔几乎均需外科手术治疗。

以下情况可行外科手术：内镜下高度疑及恶性肿瘤；内镜下无法安全、彻底地切除病变；息肉数量过多，恶变风险较高且无法逆转者；创面出血不止，内科治疗无效者；创面穿孔者。外科术式可选择单纯胃部分切除术、胃大部切除术、胃癌根治术、腹腔镜下胃切除术等。

二、胃平滑肌瘤

胃平滑肌瘤在过去的大部分时间内均被认为是最常见的胃间叶性肿瘤。随着胃肠间质瘤（GISTs）的发现，绝大多数既往诊断的胃平滑肌瘤均被归入 GISTs 的范畴。尽管如此，胃平滑肌瘤仍是一类确实存在的疾病，但由于经病理证实的例数不多而缺乏人口统计学、临床特点或大体特点方面有意义的大宗资料。

组织病理学方面，胃平滑肌瘤由少量或中等量的温和梭形细胞构成，可能存在灶状的核异型性，核分裂象较少。细胞质嗜酸，呈纤维状及丛状。胃平滑肌瘤患者通常一般情况良好，无特殊不适主诉或可因并存的上消化道其他疾病而产生相应的非特异性症状。

内镜下胃平滑肌瘤一般多为 2～3 mm，大者可达 20 mm，多见于胃底及胃体上部，大多为单发，少数可为多发。表面黏膜总是非常光滑地隆起，呈半球形改变。体积较大、黏膜表面出现明显溃疡时，应疑及恶性 GISTs 或平滑肌肉瘤。内镜检查的重点在于从多个方向观察肿瘤，注意毛细血管透见的程度、用靛胭脂染色观察黏膜表面，以排除上皮来源病变，用活检钳试探肿物的软硬程度及有无活动性，并与胃壁外压迫相鉴别。

超声内镜因可用于明确肿瘤的组织学起源而占有重要地位。超声内镜下肿瘤来源于胃壁 5 层结构中的第 4 层，呈现均匀的低回声团块，其余层次均完整连续。近年来开展的超声内镜引导下细针抽吸活检术（EUS-FNA）和切割针活检术（EUS-TCB）可提供细胞学和组织病理学诊断。肿瘤大小超过 1 cm 时易被增强 CT 发现。增强 CT 或 MRI 可用于评价恶性平滑肌瘤（平滑肌肉瘤）的侵犯和转移情况。

胃平滑肌瘤的鉴别诊断主要包括：①与胃肠间质瘤（GISTs）及其他间叶性肿瘤相鉴别，GISTs 是最常见的胃肠道间叶性肿瘤，其特征为免疫组化 KIT 酪氨酸激酶受体（干细胞因子受体）阳性（CD117 阳性），在 70%～80% 的病例中可见 CD34 阳性。而平滑肌瘤仅有结蛋白和平滑肌肌动蛋白阳性，CD117 和 CD34 均阴性。其他间叶性肿瘤亦可表现为局限性的隆起病变，超声内镜检查可提供有价值的诊断线索，确诊依赖细胞学或组织病理学。②与平滑肌肉瘤相鉴别，平滑肌肉瘤多发于老年人，为典型的高度恶性肿瘤，其免疫组化指标同平滑肌瘤，但体积通常＞2 cm，镜下核分裂象＞10/10HPF，可伴周围组织侵犯、转移等恶性生物学特征。③与胃息肉相鉴别，表面光滑、外形半球状的胃息肉可表现为形似黏膜下肿瘤。超声内镜是鉴别此两种疾病的最准确方法。④与胃腔外压迫相鉴别，胃腔外压迫多见于胃底，亦见于胃的其他部位，大多为脾压迫所致，此外胆囊、肝等亦可造成。

胃平滑肌瘤为良性肿瘤，恶变率低。对单发、瘤体直径＜2 cm者一般无须特殊治疗，临床观察随访大多病情稳定。或可行内镜下挖除治疗，但需注意出血或穿孔风险。对于多发、直径＞2 cm、肿瘤表面溃疡出血或伴有消化道梗阻症状、细胞病理学疑有恶变者，应予以手术切除。手术方式可根据具体情况而定，选择肿瘤局部切除术、胃楔形切除术、胃大部切除术等，术中宜行冷冻切片排除恶性肿瘤。近年来开展的腹腔镜下胃部分切除术，创伤较小，疗效不逊于传统开腹手术。

三、其他胃良性肿瘤

（一）胃黄斑瘤

胃黄斑瘤较多见，通常认为是由于慢性黏膜炎症引起胃黏膜局灶性破坏，残留的含脂碎屑被巨噬细胞吞噬并聚集而成的泡沫细胞巢结构。内镜下表现为稍隆起的黄色病变，表面呈细微颗粒状变化，通常直径＜10 mm。与高脂血症等疾病无特定关系，临床予以观察随访。

（二）胃脂肪瘤

胃脂肪瘤是比较少见的黏膜下肿瘤，胃脂肪瘤的发病率低于结肠。多数起源于黏膜下层，呈坡度较缓的隆起性病变，也可为带蒂息肉样病变，蒂常较粗，头端可伴充血。有时略呈白色或黄色。活检钳触之软有弹性，即 Cushion 征阳性。超声内镜下呈均质中等偏高回声，多数来源于胃壁5层结构的第3层。临床通常无须处理，预后良好。

（三）胃神经鞘瘤

胃神经鞘瘤多见于老年人，通常位于胃壁的黏膜肌层或黏膜下层。内镜下观察，肿瘤多发于胃体中部，也见于胃窦和胃底部，胃小弯侧较大弯侧多见。大多单发，表现为向胃腔内隆起的类圆形黏膜下肿瘤，外形规则，少数以腔外生长为主。肿瘤生长缓慢，平均直径 3 cm，有完整的包膜。CT 检查呈边缘光整的类圆形低密度影，肿瘤较大，发生出血、坏死时中央可呈不规则低密度灶，增强后无强化或边缘轻度强化。环状强化是神经鞘瘤的重要 MRI 征象。该肿瘤无特异性症状或可因生长较大而产生溃疡、出血、梗阻、腹部包块等症状和体征。由于消化道神经鞘瘤存在一定的恶变概率，故需手术切除，预后较佳。

（四）神经纤维瘤

起源于神经纤维母细胞，组织学上可见 Schwann 细胞、成纤维细胞和黏多糖基质。肿瘤通常为实质性，没有包膜，囊性变和黄色瘤变少见，CT 增强扫描常表现为均匀强化。肿瘤一般无特异性症状，常在上消化道钡剂或胃镜检查时偶尔发现，多位于胃体，小弯侧较大弯侧多见。由于肿瘤无包膜，故可侵犯周围邻近组织，但远处播散较少见。恶变率较低。除非肿瘤存在广泛播散，均应积极手术治疗，预后较佳。

（五）胃脉管性肿瘤

包括血管球瘤、淋巴管瘤、血管内皮瘤、血管外皮细胞瘤等，以血管球瘤最常见。该肿瘤由人体正常动静脉吻合处的血管球器结构中各种组织成分增生过度所致，好发于皮肤，发生于胃者少见。多见于胃窦，表现为直径 1～4 cm、小而圆的黏膜下层来源肿瘤，由于含有大量平滑肌成分，故质地坚硬，易被误认为恶性肿瘤。临床症状如上腹疼痛不适、黑便等，多为肿瘤压迫胃黏膜所致。外科切除疗效良好，预后较佳。

第二节　急性胰腺炎

急性胰腺炎（AP）是胰酶对胰腺组织自身消化导致的化学性炎症，常呈急性上腹痛，伴血淀粉酶升高，轻者病程 1 周左右，预后良好；重症患者可发展为多器官功能障碍，病死率高达 15%。

一、病因

（一）胆管疾病

胆石症、胆道感染等胆管疾病至今仍是急性胰腺炎的主要病因。一旦发生结石嵌顿在壶腹部、胆管内炎症、胆石移行时损伤 Oddi 括约肌等，将使胰液不能正常进入十二指肠，导致胰管内高压。胆囊结石伴发感染时，细菌毒素、炎症介质通过胆胰间淋巴管交通支扩散到胰腺。

（二）酒精

酒精可通过缩胆囊素（CCK）介导，促进胰液分泌，大量胰液遇到相对狭窄的胰管，将增加胰管内压力。此外，过度饮酒还可使大量胰酶在腺泡细胞内提前活化或当其在胰腺内氧化过程中产生大量活性氧（ROS），继而激活核因子 B 细胞的 κ-轻链增强（NF-κB）等炎症介质，引发急性胰腺炎。

（三）胰管阻塞

胰管结石、蛔虫、狭窄、肿瘤（壶腹周围癌、胰腺癌）可引起胰管阻塞和胰管内压升高。胰腺分裂症是胰腺导管的一种常见先天发育异常，即腹胰管和背胰管在发育过程中未能融合，其在人群中的发生率大概为 10%。当副胰管经狭小的副乳头引流大部分胰腺的胰液时，引流不畅可导致胰管内高压。

（四）手术与创伤

腹腔手术、腹部钝挫伤等直接或间接损伤胰腺组织或导致胰腺微循环障碍，可引起急性胰腺炎。经内镜逆行胰胆管造影（ERCP）插管时导致的十二指肠乳头水肿、注射造影剂压力过高等也可引发本病。

（五）代谢障碍

高脂血症与急性胰腺炎有病因学关联，但确切机制尚不清楚。可能与脂球微栓影响微循环及胰酶分解三酰甘油致毒性脂肪酸损伤细胞有关。I型高脂蛋白血症见于小儿或非肥胖、非糖尿病青年，因严重高三酰甘油血症而反复发生急性胰腺炎。

甲状旁腺肿瘤、维生素 D 过多等所致的高钙血症可致胰管钙化、促进胰酶提前活化而促发本病。

（六）药物

可促发急性胰腺炎的药物有噻嗪类利尿药、硫唑嘌呤、糖皮质激素、磺胺类等，多发生在服药最初的 2 个月，与剂量无明确相关。

（七）感染

可继发于急性流行性腮腺炎、传染性单核细胞增多症、柯萨奇病毒、肺炎衣原体感染等，常随感染痊愈而自行缓解。

（八）其他

十二指肠球后穿透溃疡、邻近十二指肠乳头的肠憩室炎等炎症可直接波及胰腺。各种自身免疫性的血管炎、胰腺血管栓塞等血管疾病可影响胰腺血供。遗传性急性胰腺炎罕见，是一种有 80% 外显率的常染色体显性遗传病，其发病被认为是阳离子胰蛋白酶原基因突变所致。少数病因不明者，称为特发性急性胰腺炎。

二、发病机制

在上述病因作用下，胰管内高压及胰腺微循环障碍都可使胰腺腺泡细胞内的 Ca^{2+} 水平显著上升。细胞内钙的失衡，一方面使含有溶酶体酶的细胞器质膜脆性升高，增加胞内溶酶体与酶原颗粒融合；另一方面使消化酶原与溶酶体水解酶进入高尔基体后，出现"分选"错误；溶酶体在腺泡细胞内激活酶原，使大量胰酶提前活化，超过生理性的对抗能力，发生针对胰腺的自身消化。活化的胰酶、自身消化时释放的溶酶体水解酶及细胞内升高的 Ca^{2+} 水平，均可激活多条炎症信号通路，导致炎症反应，其中 NF-κB 被认为是炎症反应的枢纽分子，它的下游系列炎症介质如肿瘤坏死因子-α（TNF-α）、白介素 1（IL-1）、花生四烯酸代谢产物（前列腺素、血小板活化因子）、活性氧等均可增加血管通透性，导致大量炎性渗出；促进小血管血栓形成，微循环障碍，胰腺出血、坏死。

三、病理

（一）急性水肿型

此型较多见，占90%以上。病变可累及部分或整个胰腺，以尾部为多见。胰腺肿大变硬，间质充血、水肿、炎细胞浸润是其组织学特点。

（二）急性出血坏死型

胰腺肿大变硬，腺泡及脂肪组织坏死以及血管坏死出血是本型的主要特点。肉眼可见胰腺内有灰白色或黄色斑块的脂肪组织坏死病变，出血严重者，则胰腺呈棕黑色并伴有新鲜出血。脂肪坏死可累及肠系膜、大网膜后组织等。常见静脉炎、淋巴管炎和血栓形成。

急性出血坏死型既可由急性水肿型发展而来，也可在发病开始即发生出血及坏死。急性出血坏死型胰腺炎的炎症易波及全身，故可有其他脏器，如小肠、肺、肝、肾等脏器的炎症病理改变；由于胰腺大量炎性渗出，常有腹腔积液、胸腔积液等。

四、临床表现

临床上将急性胰腺炎分为以下两种类型。①轻症急性胰腺炎（MAP）：具备急性胰腺炎的临床表现和生化改变，而无器官功能障碍和局部并发症。②重症急性胰腺炎（SAP）：在MAP的基础上出现其他器官功能障碍甚至衰竭，病程1个月左右，可出现局部并发症，如假性囊肿或胰腺脓肿。

（一）MAP的症状及体征

腹痛为MAP的主要和首发症状，常在饮酒、脂肪餐后急性起病，多位于中上腹及左上腹，也可波及全腹，常较剧烈，部分患者腹痛向背部放射。多数患者病初伴有恶心、呕吐。可有轻度发热、中上腹压痛、肠鸣音减少。患者因呕吐、胰腺炎性渗出，可呈轻度脱水样。

（二）SAP的症状

腹痛持续不缓解、腹胀逐渐加重。

（三）后期并发症

1.胰腺假性囊肿

重症急性胰腺炎胰内或胰周坏死、渗液积聚，包裹成囊肿，囊壁缺乏上皮，故称假性囊肿，多在重症急性胰腺炎病程进入 4 周后出现。胰腺假性囊肿通常呈圆形或卵圆形，也可呈不规则形，大小为 2～30 cm，容量为 10～5000 mL。小囊肿可以无症状，大囊肿可以出现相应部位的压迫症状。一般当假性囊肿<5 cm 时，约半数患者可在 6 周内自行吸收。假性囊肿可以延伸至邻近的腹腔，如横结肠系膜、肾前、肾后间隙以及后腹膜。

2.胰腺脓肿

胰腺内或胰周的脓液积聚，外周为纤维囊壁。患者常有发热、腹痛、消瘦等营养不良症状。

3.肝前区域性门脉高压

胰腺假性囊肿压迫脾静脉或脾静脉栓塞导致胃底静脉曲张、破裂出血。

五、辅助检查

1.白细胞

白细胞总数增加，以中性粒细胞升高为主，常有核左移现象。

2.C 反应蛋白（CRP）

CRP 是一种能与肺炎球菌 C 多糖体反应形成复合物的急性时相反应蛋白。在各种急性炎症、组织损伤、细菌感染后数小时迅速升高。CRP 对急性胰腺炎诊断不具特异性，主要用于评估急性胰腺炎的严重程度。CRP 正常值<10 mg/L，当 CRP>150 mg/L 时，提示重症急性胰腺炎。

3.淀粉酶

淀粉酶主要由胰腺及唾液腺产生。急性胰腺炎时，血清淀粉酶于起病后 6～12 小时开始升高，48 小时开始下降，持续 3～5 天。血清淀粉酶超过正常值 3 倍可诊断急性胰腺炎。胆石症、胆囊炎、消化性溃疡等急腹症时，血清淀粉酶一般不超过正常值 3 倍。血清淀粉酶高低与病情程度无确切关联，部分重症急性胰腺炎血清淀粉酶可不升高。正常时约有 3%

淀粉酶通过肾脏排泄，急性胰腺炎时尿淀粉酶也可升高，但轻度的肾功能改变将会影响检测的准确性和特异性，故对临床诊断价值不大。当患者尿淀粉酶升高而血淀粉酶不高时，应考虑其来源于唾液腺。此外，胰源性胸腔积液、腹腔积液、胰腺假性囊肿中的淀粉酶常明显升高。

4.脂肪酶

血清脂肪酶于起病后 24～72 小时开始升高，持续 7～10 天，对就诊较晚的患者有诊断价值，其敏感性和特异性均略优于血清淀粉酶。

5.影像学检查

腹部超声波是急性胰腺炎的常规初筛影像学检查，在没有肠胀气的条件下，可探及胰腺肿大及胰内、胰周回声异常。然而急性胰腺炎时，常有明显胃肠道积气，腹部超声波对胰腺形态学变化多不能作出准确判断。对于重症急性胰腺炎后期，腹部超声波也是胰腺假性囊肿、脓肿诊断、定位的重要方法。

腹部增强 CT 被认为是诊断急性胰腺炎的标准影像学方法。其主要作用有：①确定有无胰腺炎。②对胰腺炎进行分级。③诊断、定位胰腺假性囊肿或脓肿。

六、诊断

患者在入院后 48 小时内应明确诊断，急性胰腺炎的诊断内容应包括以下几方面内容。

（一）确定急性胰腺炎

一般应具备：①急性、持续中上腹痛。②血清淀粉酶增高，超过正常值 3 倍。③胰腺炎症的影像学改变。④排除其他急腹症。部分患者可不具备第 2 条。

（二）确定轻症抑或是重症

多数重症患者经历了不同时间的轻症阶段，因此，在起病 72 小时内，对轻症患者应密切观察病情变化，及时发现 SAP 的症状及体征，动态了解相关实验室检测数据及胰腺形态的改变。

出现以下任一情况，应考虑重症急性胰腺炎：①出现全身炎症反应综合征。②出现器官衰竭。③起病后 72 小时的胰腺 CT 评分≥6 分。④APACHE II评分≥8，可被视为重症。

（三）寻找病因

住院期间应使＞80%患者的病因得以明确,尽早解除病因有助于防止病情向重症发展及避免日后复发。进食常作为诱因促发本病,潜在的病因需仔细排查。详细了解病史对寻找病因尤为重要。胆管结石是急性胰腺炎的首要病因,若病史及体征高度提示胆源性急性胰腺炎,则应逐级采用腹部超声、磁共振腹胆管成像（MRCP）、超声内镜（EUS）、ERCP等使之明确。在应激状态下,血三酰甘油常升高。当血三酰甘油＞11 mmol/L 时,可考虑为急性胰腺炎的病因。

（四）确定并发症

近期并发症包括腹膜炎、败血症、急性肝损伤、ARDS、应激性溃疡、肾功能不全、胰性脑病等。后期并发症多在急性胰腺炎后 1 个月甚至更长时间得以诊断。

七、鉴别诊断

作为常见的急腹症之一,急性胰腺炎须与消化性溃疡、胆石症、急性肠梗阻、心肌梗死等鉴别。鉴别时应抓住各疾病的特点进行甄别,收集相关证据。

八、治疗

急性胰腺炎的治疗原则在于去除潜在的病因和控制炎症。

MAP 经内科治疗后多在 5～7 天内康复。SAP 则需在内科治疗的基础上根据病情给予器官支持,后期并发症可通过内镜或外科手术治疗。如诊断为胆源性急性胰腺炎,宜在本次住院期间完成内镜治疗或在康复后择期行胆囊切除术,避免日后复发。

（一）常规内科治疗

1.监护

由于急性胰腺炎患者病情变化较多,细致的监护对及时了解病情发展很重要。病程初期监测内容除体温、血压、呼吸、心率、意识等生命体征外,腹痛、腹胀、肠蠕动、腹膜炎体征、血氧饱和度、尿量、粪便、胃肠减压引流物、有无黄疸及皮肤瘀斑等均应逐日记录。入院初即应检测前述反映病理生理变化的实验室指标,以后根据病情决定复查的间隔时间。有心律失常者应予心电监测。

对重症患者应给予肺、肾、循环、肝、肠等器官的功能支持，医院的重症监护室（ICU）可为此提供良好的条件。由训练有素、多学科组成的 SAP 专门治疗小组对患者选择最佳的多学科综合治疗至关重要。

2.补液

补液是维持血容量、水、电解质平衡的主要措施。重症患者胰周有大量渗液集聚，如果心功能允许，在最初的 48 小时，静脉补液量及速度为 200～250 mL/h。补液不充分被认为是胰腺炎向重症发展的重要原因之一。补液量及速度也可根据中心静脉压（CVP）进行调节。急性胰腺炎时常有明显腹胀、麻痹性肠梗阻，用股静脉插管测量的 CVP 可受腹腔压力影响而异常升高，不能代表真正的 CVP，应予以注意。重症患者还应根据病情补充白蛋白、血浆或血浆代用品，提高血浆胶渗压，才能有效维持脏器功能。

3.吸氧

动脉氧饱和度宜＞95%。

4.镇痛

未控制的严重腹痛可加重循环不稳定。由于吗啡可增加 Oddi 括约肌压力，故临床常用哌替啶止痛，每次 50～100 mg，肌内注射。胆碱受体拮抗药（如阿托品）可诱发或加重肠麻痹，也不宜使用。胃肠减压可在一定程度上减轻腹胀。

5.预防和抗感染

胰腺感染是病情向重症发展，甚至死亡的另一重要原因。导致胰腺感染的主要细菌来自肠道。预防坏死胰腺的感染可采取：①为减少肠腔内细菌过生长，可采用导泻药，促进肠蠕动和清洁肠道。导泻药物可选硫酸镁，每次口服 5～20 g，同时饮水 100～400 mL；也可用磷酸钠等洗肠液，中药（大黄、番泻叶）导泻在临床也广为应用。在此基础上，口服抗生素（如诺氟沙星、多黏菌素等）清除肠腔内细菌。②尽早肠内营养，维持肠黏膜屏障的完整，减少细菌移位。③预防性全身给予抗生素（喹诺酮类或头孢类抗生素）。

当患者出现胰腺或全身感染时，致病菌主要为革兰阴性菌和厌氧菌等肠道常驻菌，应选择喹诺酮类或头孢类抗生素，联合应用针对厌氧菌的甲硝唑。严重败血症或上述抗生素疗效欠佳时应使用亚胺培南等。要注意真菌感染的可能，可经验性应用抗真菌药。

6.减少胰液分泌

旨在降低胰管内高压，减少胰腺的自身消化。常用措施有以下几方面。

（1）禁食、胃肠减压：食物和胃液是胰液分泌的天然刺激物，禁食和胃肠减压则有助于减少胰液分泌。

（2）抑制胃酸：可用 H2 受体拮抗药或质子泵抑制药。

（3）生长抑素及其类似物：生长抑素是胃肠黏膜 D 细胞合成的 14 肽，它可抑制胰泌素和胆囊收缩素（CCK）刺激的胰腺基础分泌，使基础胰液分泌减少，胰液、碳酸氢盐、胰蛋白酶产量明显减少。生长抑素 250～375 μg/h 静脉滴注；生长抑素类似物奥曲肽 25～50 μg/h 静脉滴注。MAP 一般持续静脉滴注 2～3 天，SAP 用药时间约 1 周甚至更长。

7.营养支持

轻症患者只需短期禁食，通过静脉补液提供能量即可。重症患者在短期肠道功能恢复无望，为避免胰液分泌时，应先予以肠外营养。根据血电解质水平补充钾、钠、氯、钙、镁、磷，注意补充水溶性和脂溶性维生素，采用全营养混合液方式输注。

病情趋向缓解时，应尽早过渡到肠内营养。经口、胃或十二指肠给予的营养剂将促进胰酶和碳酸氢盐分泌，而经空肠者则不刺激胰液分泌。为此，初期肠内营养可借助内镜将鼻饲管置入空肠，并给予已充分消化的专用空肠营养剂。开放饮食从少量、无脂、低蛋白饮食开始，逐渐增加食量和蛋白质，直至恢复正常饮食。

（二）内镜治疗

对起因于胆总管结石梗阻、急性化脓性胆管炎、胆源性败血症及胆管蛔虫的急性胰腺炎应尽早行 EST 等内镜治疗，取出胆管结石、蛔虫等，放置鼻胆管引流，行胆管紧急减压，既有助于阻止急性胰腺炎病程，又可迅速控制感染。这种在 ERCP 基础上发展的内镜下微创治疗效果肯定，创伤小，可迅速缓解症状、改善预后、缩短病程、节省治疗费用，属对症治疗，可缩短病程，避免急性胰腺炎复发。

适宜选用内镜治疗的其他导致急性胰腺炎的病因包括肝吸虫、胰管结石、慢性胰腺炎、胰管先天性狭窄、壶腹周围癌、胰腺癌、Oddi 括约肌功能障碍及胰腺分裂等。对重症急性胰腺炎的后期并发症如胰腺假性囊肿和脓肿也可予以内镜治疗。

确定急性胰腺炎行 ERCP 治疗的指征应根据不同影像学资料确定。

（1）B 超、MRCP 或 EUS 发现胆总管结石、胆总管直径＞0.7 cm 或胆囊切除术后胆总管直径＞0.8 cm、胆管蛔虫、胰管扩张、扭曲、狭窄等，这些均为 ERCP 治疗的明确指征。

（2）B 超阴性，血三酰甘油＜11 mmol/L，排除酒精、高钙血症、药物、病毒感染等因素，应行 MRCP 或 EUS。

（3）MRCP/EUS 阴性，但有以下情况，应行 ERCP：①总胆红素（TB）升高，直接胆红素（DB）＞60%，谷丙转氨酶（ALT）升高，腹痛伴畏寒、发热。②复发性胰腺炎。③胆囊切除术后，间歇发作性胆绞痛症状。④曾有胆管手术史。⑤胆囊小结石。

（4）ERCP 发现胆总管微胆石、胆泥、Oddi 括约肌功能障碍、胰腺分裂、胰管狭窄、壶腹周围癌、胰腺癌，这些均为 ERCP 治疗的明确指征。

（三）外科治疗

多数急性胰腺炎无须外科干预，即使是重症急性胰腺炎也应尽可能采用内科及内镜治疗。临床实践表明，重症急性胰腺炎时经历大的手术创伤将加重全身炎症反应，从而增加病死率。当重症患者内科及内镜治疗不能阻止胰腺进一步坏死时，可行经皮腹膜后穿刺引流，必要时以微创方式清除胰腺坏死组织。

第三节　慢性胰腺炎

慢性胰腺炎（CP）是以胰腺慢性炎症、纤维化、萎缩、钙化为特征，最终导致胰腺内外分泌功能不足的疾病。临床常表现为腹痛、腹泻、营养不良等。

一、病因

CP 是多因素相互作用导致的疾病，仅一种危险因素很难引起 CP。

（一）酒精

由于约 70%成年 CP 患者有酗酒史，因此长期过度饮酒一直都被认为是慢性胰腺炎的首要病因。然而根据慢性胰腺炎的病理及影像学标准，只有不到 10%的酗酒者最终会发展成慢性胰腺炎。临床实践观察到，多数长期大量饮酒者并无 CP 的客观证据，仅表现为餐后腹胀、脂肪餐后腹泻等消化不良症状。进一步的动物实验表明，单纯长期摄入酒精并非导致慢性胰腺炎而是导致脂肪沉积等退行性变，伴有明显胰腺外分泌功能不足。

复发性急性胰腺炎常导致胰腺纤维化、胰管阻塞，导管扩张，胰腺组织萎缩而进展为 CP。当患者胆管、胰管异常持续存在，饮酒可诱发复发性急性胰腺炎，推动炎症慢性化。

（二）基因突变

目前认为，慢性胰腺炎与以下 3 种基因突变有关。

1.与散发的特发性胰腺炎有关的两种基因突变

囊性纤维化跨膜转导调节因子基因的突变，可能与胰管阻塞或腺泡细胞内膜的再循环或转运异常有关；胰蛋白酶促分泌抑制剂基因，突变位点为 N34S，其突变的后果是削弱了对抗正常腺泡内自身激活的少量胰蛋白酶的第一道防线。其发病年龄较遗传性胰腺炎晚，并发症和需外科手术的机会较少，但最主要的区别是无家族病史。

2.与遗传性胰腺炎有关的基因突变

阳离子胰蛋白酶原基因编码人类胰蛋白酶原，它的突变使胰蛋白酶原容易被激活而常发生复发性胰腺炎，逐渐进展为 CP。遗传性胰腺炎家系，主要集中在欧美地区，其 PRSSI 的两种突变（R122H 和 N291）是常染色体显性遗传，外显率 80%。其临床特征为幼年发病的复发性急性胰腺炎，常进展为慢性胰腺炎并伴有高胰腺癌发病率。患者家族中至少还有另 2 例胰腺炎患者，发病可以相隔 2 代甚至几代。

一般认为，所有的慢性胰腺炎可能都有基因异常基础，其作用大小不等，取决于胰腺炎的类型。是否对所有 CP 患者常规筛查基因突变，尚未达成共识，但对于有家族史的早发

CP 患者（<35 岁）进行筛查是合理的。

（三）自身免疫

1961 年，Sarles 等描述了自身免疫性胰腺炎（AIP）。约 60% 的病例与其他自身免疫疾病有关，包括原发性硬化性胆管炎、原发性胆汁性肝硬化、自身免疫性肝炎和干燥综合征。淋巴细胞浸润是其主要的组织学特征之一。临床上，循环中免疫球蛋白 G（尤其是免疫球蛋白 G4）可上升至较高水平，尤其是在有胰腺肿块的情况下，且大多数患者对类固醇治疗有效。

值得一提的是，如果通过大鼠尾静脉注射能识别胰淀粉酶的 CD4+T 细胞，大鼠胰腺则会形成类似人类 AIP 的组织学特征。此实验结果支持 CD4+T 细胞在 AIP 发病中起重要作用的观点。

（四）吸烟

不少严重酗酒者也吸烟，所以很难将酗酒和吸烟的影响完全分开。吸烟不仅通过烟碱影响胰液分泌模式，而且诱导炎症反应，并通过其他成分发挥致癌作用。

（五）B 组柯萨奇病毒

此病毒可引起急性胰腺炎，且病毒滴度越高，引起急性胰腺炎的可能性越大，若此时缺乏组织修复，则可能进展为慢性胰腺炎。这种缺陷与巨噬细胞（M1）和 1 型辅助性 T 细胞的优先活化有关。在 B 组柯萨奇病毒感染期间，饮酒可加重病毒诱导的胰腺炎，阻碍胰腺受损后的再生，饮酒剂量越大，持续时间越长，胰腺的再生就越困难。因此，酒精可能会通过增强组织内病毒感染或复制，影响组织愈合和使胰腺炎症慢性化。

（六）营养因素

人体内及动物实验认为，食物中饱和脂肪酸及低蛋白饮食可促进慢性胰腺炎或胰腺退行性病变的发生。

二、病理

慢性胰腺炎的病理特征主要有：胰腺实质散在的钙化灶，纤维化，胰管狭窄、阻塞及扩张，胰管结石，胰腺萎缩，炎性包块，囊肿形成等。

三、临床表现

慢性胰腺炎的组织及功能变化大多不可逆转，但临床表现也不总是进行性恶化。症状常呈慢性过程，间歇加重。

（一）腹痛

约 80%的慢性胰腺炎患者主诉腹痛，其发生的频率、性质、方式和严重程度均无固定特征。腹痛常位于上腹部，为持续性钝痛，可放射至背部，持续时间从数天至数周不等，前倾坐位可一定程度上缓解疼痛。如果患者的慢性炎症或假性囊肿主要局限在胰头，疼痛则多在腹中线右侧；若炎症病变主要在胰尾，疼痛则多在左上腹。如果慢性胰腺炎并发假性囊肿、胰管梗阻、明显胰头炎性包块及胰腺癌，疼痛将更剧烈，持续时间更长。

腹痛是慢性胰腺炎最严重的临床问题，可使食欲缺乏，摄食减少，导致消瘦、营养不良，是慢性胰腺炎手术治疗最常见的适应证。也有部分患者虽然有导管内钙化、导管扩张和假性囊肿等，但却没有腹痛。因此，不能通过 CT 扫描或 ERCP 发现的异常来判断患者是否有疼痛。

（二）糖尿病

一般认为，80%以上的胰腺受损时，可出现糖尿病。慢性胰腺炎进入晚期后，对糖的不耐受更为明显。由于胰高血糖素可随着胰岛细胞的损伤而同时减少，因此，慢性胰腺炎常并发脆性糖尿病。外源性补充胰岛素易导致低血糖，而胰高血糖素储备不足又常妨碍血糖恢复至正常水平，使临床治疗难度增加。

（三）脂肪泻

理论上认为，当胰腺外分泌功能减退至正常的 10%以下时，可能发生脂肪泻。严重慢性胰腺炎或胰管完全梗阻时，可有脂肪泻症状，患者可能会排出油腻的粪便甚至油滴（苏丹III染色阳性），大便每天 3～4 次。多数患者因腹痛而畏食，脂肪泻不明显，常表现为大便不成形，每天次数略多，腹胀。

（四）营养不良

患者常明显消瘦、贫血、肌肉萎缩、皮肤弹性差、毛发枯萎，易患呼吸道、消化道、泌尿道等感染。

（五）并发症

1.复发性胰腺炎

通常是间质性炎症，偶尔也可能是坏死性胰腺炎。假性囊肿见于约 25% 的 CP 患者。假性囊肿压迫胃时，可引起一系列症状：如食欲减退、恶心、呕吐和早饱感；压迫胆总管时，可导致黄疸；压迫十二指肠时，引起腹痛或呕吐。约 10% 病例的假性囊肿与假性动脉瘤有关，可导致危及生命的大出血。脾静脉栓塞可导致胃底和食管下段静脉曲张，是 CP 患者并发消化道出血的原因之一。当假性囊肿伴发感染时，临床表现为腹痛、发热、白细胞增多。

2.十二指肠梗阻

约 5% 的 CP 患者并发有十二指肠狭窄。其常常由胰头纤维化引起，也可能由胰腺脓肿或假性囊肿造成。十二指肠梗阻最重要的症状是呕吐。另外，还可能有腹痛、黄疸等表现。

3.胰腺癌

CP 是胰腺癌发生的危险因素之一。其并发胰腺癌的风险约为 4%。因此，对 CP 患者腹痛加重或明显消瘦时，应警惕胰腺癌的存在。

四、诊断

当临床表现提示 CP 时，可通过影像技术获得胰腺有无钙化、纤维化、结石、胰管扩张及胰腺萎缩等形态学资料，收集 CP 的证据，并进一步了解胰腺内外分泌功能，排除胰腺肿瘤。

1.腹部 X 线平片

腹部 X 线检查简单、无创、价格便宜。弥漫性胰腺内钙化是慢性胰腺炎的特异性 X 线表现，但仅见于晚期慢性胰腺炎。而胰腺的局灶性钙化并非慢性胰腺炎所特有，还见于创伤、胰岛细胞瘤或高钙血症，故该检查对早期慢性胰腺炎不够敏感。

2.腹部 B 超检查

腹部 B 超检查可显示钙化、胰腺萎缩或明显的胰管扩张，但肠道内气体可能妨碍对胰腺的观察，其灵敏度因此而受到影响。

3.腹部 CT 检查

CT 是 CP 疑似患者的首选检查。它可以显示胰腺内钙化、实质萎缩、轮廓异常、胰管扩张或变形等慢性胰腺炎特征，还能发现慢性胰腺炎并发的假性囊肿、血栓、假性动脉瘤等，能有效地检测到炎症或＞1 cm 的瘤样肿块。CT 诊断典型的慢性胰腺炎灵敏度为 74%～90%。

4.磁共振胰胆管成像

磁共振胰胆管成像可显示主胰管和胆总管，并重建胆管及胰管系统，可了解胰腺实质状况，其缺点是不能直接显示结石。与 ERCP 相比，MRCP 具有无创的优点，因此临床使用广泛。

5.超声内镜检查

EUS 可显示慢性胰腺炎的异常表现，如主胰管扩张、直径＜2 cm 的小囊肿及胰腺实质的非均匀回声。其灵敏性、特异性与 CT、ERCP 相当，甚至可能更高。胰腺实质的非均匀回声是慢性胰腺炎的特异性表现，而 CT、MRCP 却难以显示这方面病变。更重要的是，EUS 引导下的细针穿刺有助于胰腺的炎性包块和肿瘤的鉴别诊断。

6.ERCP

慢性胰腺炎的主要表现是主胰管及其分支的变化。最常见的变化包括导管扩张、狭窄、变形、充盈缺损和假性囊肿，晚期呈"湖泊链"的典型表现。ERCP 是识别胰管病变最灵敏的检测方法，其灵敏性和特异性分别为 67%～90% 和 89%～100%。由于 ERCP 的有创性，该方法多用于上述影像学结果不甚明确时。

7.胰腺外分泌功能评价

消化不良、消瘦、脂肪泻都从临床的角度反映了胰腺外分泌功能不足，粪便的苏丹Ⅲ染色有助于了解是否存在脂肪泻。

以下试验有助于评价患者胰腺外分泌功能状态，但因检测方法较烦琐，灵敏度欠佳，尚未在临床应用中成为常规检测手段。①胰腺功能间接试验：包括胰腺异淀粉酶检测、血清胰蛋白酶放免测定、N-苯甲酰-L-酪氨酰-对氨基苯甲酸试验、粪便中糜蛋白酶、弹性蛋白酶及脂肪的含量分析等。这些检测常在胰腺外分泌功能损失达到90%后才能呈阳性结果，因此无助于慢性胰腺炎的早期诊断。②胰腺功能直接试验：给患者注射促胰液素或胆囊收缩素/雨蛙肽后，通过十二指肠降段置管，收集胰液，分析这些胰腺外分泌刺激物对胰液、胰酶产量的影响能力。研究表明，在诊断轻中型胰腺炎时，这些胃肠多肽激发试验比其他试验更准确、灵敏。

8.胰腺内分泌功能评价

慢性胰腺炎时，胰岛细胞受损，A细胞分泌的胰高血糖素和B细胞分泌的胰岛素都严重不足。当空腹血糖浓度＞140 mg/dL或餐后2小时血糖＞200 mg/dL时，可诊断糖尿病，也表明胰腺内分泌功能的明显不足。

五、鉴别诊断

1.胆管疾病

胆管疾病常与CP同时存在并互为因果。因此，在作出胆管疾病诊断时应想到CP存在的可能。临床常依靠超声、CT、MRCP、ERCP等进行鉴别。

2.胰腺癌

胰腺癌常并发CP，而CP也可演化为胰腺癌。胰腺包块的良性、恶性鉴别因缺乏特征性影像学改变，又难以取到组织活检，而在短期内鉴别诊断常较困难。血清肿瘤标志物CA19-9＞1000μmol/mL时，结合临床表现及影像学改变，有助于胰腺癌的诊断。

3.消化性溃疡及慢性胃炎

二者的临床表现与CP有相似之处，依靠病史、胃镜及超声、CT等检查，鉴别一般不困难。

4.肝病

当患者出现黄疸、脾大时，需与肝炎、肝硬化与肝癌鉴别。

5.小肠性吸收功能不良

临床可有脂肪泻、贫血与营养不良，可伴有腹部不适或疼痛、腹胀、胃酸减少或缺乏、舌炎、骨质疏松、维生素缺乏、低血钙、低血钾等表现。D-木糖试验有助于了解患者有无吸收不良，CP 患者主要呈消化不良，故 D-木糖试验结果正常。

6.原发性胰腺萎缩

多见于老年患者，常表现为脂肪泻、体重减轻、食欲缺乏与全身水肿，影像学检查无胰腺钙化、胰管异常等，部分患者 CT 仅显示胰腺萎缩。若能取到活体组织标本，显微镜下可见大部分腺泡细胞消失，胰岛明显减少，均被脂肪组织替代，纤维化病变及炎症细胞浸润较少，无钙化或假性囊肿等病灶。

六、治疗

（一）疼痛

目前，对慢性胰腺炎疼痛治疗推荐阶梯式止痛疗法。首先需要评估疼痛频率、严重度、对生活和其他活动的影响程度。可忍受的疼痛或即使有剧痛但不频繁者，应劝患者戒烟、戒酒，给予低脂饮食，补充胰酶，同时抑酸。疼痛严重或发作频繁者及有服用麻醉药止痛倾向的患者，可在上述治疗的基础上根据患者影像学异常进行内镜治疗，如括约肌切开术、胰管取石术和胰管内支架置入术。内镜治疗无法解决的胰管结石、胰管狭窄及胰腺囊肿则建议外科治疗，胰管的形态学变化决定了不同的手术方式。值得注意的是，目前尚无足够证据表明随着治疗方式有创性的增加，慢性胰腺炎疼痛的缓解率因此而提高。腹腔神经丛阻断术似乎对慢性胰腺炎的效果也有限。

（二）脂肪泻

每餐至少补充 30000 U 的脂肪酶，能有效缓解脂肪泻。还可用质子泵抑制药或 H2 受体阻滞药抑制胃酸分泌，提高胰酶的效应。脂肪泻严重的患者可用中链三酰甘油代替饮食中的部分脂肪，因为中链三酰甘油不需要分解直接被小肠吸收。此外，应寻找是否伴有细菌过生长、贾第鞭毛虫病和小肠功能紊乱。

（三）糖尿病

口服降糖药仅对部分患者有效。如果需要胰岛素治疗，则通常是控制从尿液中丢失的糖，而不是严格控制血糖。因而，慢性胰腺炎相关性糖尿病患者需要的胰岛素剂量常常低于胰高血糖素分泌不足或胰岛素抗体缺失所致的糖尿病患者。只有高脂性胰腺炎患者才需要严格控制血糖，因为对于这些患者而言，糖尿病是原发病，控制这些患者的血糖有助于控制其血清三酰甘油水平。

第三章　心内科疾病

第一节　心包疾病

心包疾病的临床谱包括心包先天性缺陷、心包炎（干性、渗出性、渗出-缩窄性、缩窄性）、心包肿瘤、心包囊肿。本节主要介绍急性心包炎、心包积液、心脏压塞、缩窄性心包炎、渗出-缩窄性心包炎。

一、急性心包炎

（一）概述

急性心包炎是心包的炎症，可由多种原因引起，以病毒感染为最常见的病因。

（二）临床表现

1.症状和体征

急性心包炎的主要症状是胸痛。胸痛最常见的位置多在胸前或胸骨后，有些疼痛从靠近斜方肌嵴向左臂放射，这是心包炎疼痛的特殊位置。吸气、咳嗽或卧位时加重。直立和前倾坐位时减轻。

急性心包炎的疼痛持续几小时、几天甚至一周，胸痛有时会突然加剧。呼吸困难是心包渗液时最突出的症状。呼吸困难也可因发热、大量心包积液导致心脏压塞、邻近支气管、肺组织受压而加重。若出现心包积液快速增加或者出现大量心包积液时可出现心脏压塞的表现：呼吸窘迫，面色苍白，出汗，恶心，烦躁不安，严重者可出现神志恍惚、休克。

2.体格检查

心包炎的患者可能有发热和心动过速，心包摩擦音是心脏听诊的重要特征。由于心包摩擦音可能会很快消失，强度在一天内会多变，所以反复听诊很重要。此外，因为姿势可影响心包摩擦音的听诊，多个部位听诊有助于诊断。当摩擦音强度受呼吸影响时，称为"胸膜心包摩擦音"。

3.辅助检查

对怀疑心包炎的患者，包括心电图、血细胞计数、胸部X线片、肌酸激酶同工酶、肌钙蛋白I和超声心动图应作为常规检查。其他实验室检查应针对临床表现而定。超声心电图是诊断心包积液非常敏感的检查方法。

（1）心电图：90%的病例会出现异常心电图。

（2）实验室检查：白细胞计数（WBC）和红细胞沉降率（ESR）、C-反应蛋白（CRP）可增高。当炎症涉及心外膜下心肌时，心肌酶可能会轻度升高。同时伴有病毒性心肌炎的病例，肌酸激酶及肌钙蛋白会增高。

（3）胸部X线：急性心包炎早期心影可正常，当心包积液超过250mL时，心影增大而肺野清晰无肺水肿，大量心包积液心影似烧杯形或球形。

（4）超声心动图：纤维蛋白性心包炎可能无异常发现，也可显示不同程度的心包积液。当心包积液超过250mL时，前后心包均可显示液性暗区。

（5）其他：必要时可行计算机断层成像（CT）或磁共振成像（MRI），帮助判断积液的部位和量，确定包裹性心包积液，鉴别心包积液与胸腔积液。

（三）治疗

有明确病因的心包炎患者应针对其病因治疗。对症处理主要是限制运动或卧床休息，镇痛。镇痛以非甾体抗感染药为主要药物。

（1）布洛芬为首选药物。300～800mg，每6～8h1次，共10～14d。布洛芬不良反应少，对冠脉血流无影响。

（2）秋水仙碱0.5mg，2/d。秋水仙碱对预防心包积液的复发有良好的治疗效果。

（3）阿司匹林300～600mg，每4～6h1次。

（4）吲哚美辛（消炎痛）25～50mg，3/d。老年患者避免使用，因其可减少冠脉血流。

（5）可待因15～30mg口服。

（6）吗啡 5～10mg，肌内注射。

（7）哌替啶 50～100mg，肌内注射。

（8）泼尼松。

上述处理仍不能缓解时使用泼尼松 1mg/（kg·d），3～4d，以控制疼痛、发热、渗出，治疗反应良好者渐减量，2 周后停用，最近的研究表明，此类药物的使用可能会增加复发的机会，避免长期使用泼尼松。

85%～90%的患者用非甾体抗感染药物治疗，一个疗程就可以有效地控制病情，并且没有后遗症。少数患者可能在第一次发病数周或数月后复发。复发可用非甾体抗感染药、秋水仙碱或联合使用重复治疗。在反复复发性心包炎的困难病例中，长期用秋水仙碱有良好的预防作用，推荐用于复发的患者。

在极少数情况下，对频繁复发和严重的心包炎，尽管经上述积极的药物治疗，但仍需要心包切开。

二、心包积液

（一）概述

心包炎或任何原因引起心包损害均可能引起心包积液。在很多临床情况下，如尿毒症、心脏创伤或心腔破裂、恶性肿瘤、艾滋病和甲状腺功能低下等均可能引起心包积液。

（二）临床表现

1.症状和体征

心包积液的临床表现由病因和积液产生的速度和量来决定。少量、偶发的积液患者可无任何自觉症状。发生缓慢的心包积液，即使是大量积液也可以不出现症状。大量心包积液时，患者可能会出现压迫相邻器官的症状，或引起吞咽困难、咳嗽、呼吸困难、打嗝、声嘶、恶心或腹胀等。

心包积液的体征视积液量而定。心包积液不超过 150mL 时可无任何体征。心包积液在 200～300mL 或液体迅速积聚时，可有以下体征：①心尖冲动减弱、消失或出现于心浊音界左缘内侧处；②心浊音界向两侧扩大，相对浊音界消失；③心音低钝遥远，心率快。

2.体格检查

如果患者只有少量的心包积液而心包腔压力没有增加，心包积液可无体征。大量积液可出现奇脉；覆盖心音，压缩肺实质造成左下叶肺叩诊浊音（Ewart 征）；吸气时颈动脉充盈更明显（Kussmaul 征）等。

3.辅助检查

（1）心电图：表现为非特异性的 QRS 波电压降低和 T 波降低，心动过速等，可有 ST-T 段改变。大量心包积液可引起低电压和电压高低的交替，电交替是大量心包积液和心脏压塞的特征性心电图表现。

（2）胸部 X 线片：心影增大，伴有双肺野清晰或肺血减少，提示有明显的心包积液。少量或中等量积液的胸部 X 线片可能完全正常。快速形成的心包积液，也许仅出现不明显的心影变化。如果积液的速度缓慢，心脏呈球状增大，好像一个水瓶。胸部 X 线检查不易鉴别心包积液和心脏扩大。少数病例可看到由于积液的增加，造成心包脂肪垫层的分离。

（3）超声心动图：经胸超声心动图是目前最快和最准确的诊断方法，超声诊断心包积液的敏感性和特异性明显优于 X 线和心电图。M 型超声心动图可以探测到少至 20mL 的积液，二维超声心动图的优点是能够确定积液的分布和局限性积液。超声心动图估算积液的量并非总是准确的。少量的积液往往只表现为左心室后方无回声区，但也有可能是心外膜脂肪而不是心包积液。大量积液通常在心脏前、后壁同时出现，偶尔可见心脏在充满积液的心包中过度摆动。

（4）心脏磁共振成像和计算机断层扫描：这两种方法都可以提供精确的心包积液成像，但在大多数情况下，如果超声心动图的图像令人满意，没有必要做这两项检查。然而，确定心包积液的解剖分布和心包膜厚度，这两项检查是最准确的方法。因此，它们往往成为超声心动图的重要辅助工具。

（三）治疗

1.心包穿刺

心包穿刺用于判断积液的性质，查找病因。但并非所有的心包积液均有穿刺的指征，如特发性心包积液、心包切开后综合征、心肌梗死后综合征和慢性肾衰竭所导致的心包积液，无心脏压塞时无须心包穿刺。

2.心包切开术

对于恶性心包积液或其他原因所致的心包积液，因反复出现大量心包积液可行心包切开术，以达到持续引流的作用。

三、心脏压塞

（一）概述

心脏压塞指心包腔中液体急剧积聚导致心脏受压、心室充盈受阻、心排出量下降。心包腔压力是否升高到充盈受限的程度取决于积液聚集的速度和积液的量。根据心包腔内液体量增长的速度快慢心脏压塞可分为急性心脏压塞和慢性心脏压塞。

（二）临床表现

急性心脏压塞主要表现为心排出量显著减少，亚急性或慢性心脏压塞主要表现为静脉系统淤血，两者的血流动力学改变有所不同，临床表现也有较大的差别。急性心脏压塞，患者突发胸闷、呼吸困难、全身冷汗、极度烦躁、面色苍白或发绀、神志不清，呈现休克或休克前状态。亚急性心脏压塞，患者有胸部压迫感或胸痛、呼吸困难、恶心、腹痛或腹胀。急性心脏压塞时典型征象为 Beck 三联征：动脉压下降、静脉压上升和心音遥远。在亚急性心脏压塞时，则表现为另一三联征：心包积液、奇脉与颈静脉怒张。

（1）奇脉血压极低者，可触不到奇脉。亚急性心脏压塞患者中奇脉发生率为 77%。但应与梗阻性肺部疾病、缩窄性心包炎、限制型心肌病和肺栓塞鉴别。

（2）动脉压下降尤其是收缩压下降，是本病的主要表现或唯一的早期表现。脉压小于 30mmHg，动脉血压持续下降可呈现休克表现。凡原因不明的低血压或休克患者均应考虑心脏压塞的可能。

（3）体循环静脉压增高出现颈静脉怒张，呈现 Kussmaul 征象；肝大，肝-颈静脉回流征阳性，腹腔积液及下肢水肿等。急性心脏压塞尤其是伴低血容量者或肥胖患者，上述表现可不明显，容易漏诊。

（4）心率增快，心音弱而遥远。少数患者早期可因出现迷走反射而表现为窦性心动过缓或停搏。

（三）辅助检查

1.心电图

虽然心包炎和心包积液时心电图不正常，但心电图不能提供特异的诊断线索，出现电交替提示有引起血流动力学改变的大量心包积液。

2.胸部 X 线片

在 X 线透视下发现心脏搏动普遍减弱是急性心脏压塞最主要的 X 线表现。而 X 线片，只有心包积液量超过 250mL 时，方可见心影向两侧扩大；积液量超过 1000mL 时，心影普遍增大，正常轮廓消失，呈烧瓶样，且心影随体位而变化。X 线片检查不适宜用于早期诊断，但有助于病因的诊断。

3.超声心动图

超声心动图是非常有价值的辅助诊断工具，可证实心包积液的存在，并能提供心包腔内压力增加的证据。

4.心导管检查

绝大多数心脏压塞的病例并不需要做心导管检查，但是如果积液体积不明确，超声心动图也没有得出结果时需要考虑行心导管检查。心脏压塞的患者，心导管检查显示心排出量减少，所有 4 个房室腔的充盈压升高，房室腔间的充盈压相等或接近相等。

（四）治疗

1.心包引流术

心包引流术是基本治疗，由于心包储量很小，甚至少量（100～200mL）的液体排出即可使症状明显改善。心包引流最常用的是超声心动图引导下，在剑突下或心前区做经皮心包穿刺。心包穿刺最严重的并发症是划伤或刺破心脏。因此，建议在心包穿刺前，用超声心动图确认在心脏前方至少有 1cm 的无回声区作为行心包穿刺术最低积液限量。除此之外，患者应呈半卧位，使积液聚集在心包的下部。

一些辅助检查也有利于心包穿刺的安全和成功。最好在心导管室 X 线透视及右心导管指导下行穿刺。

2.心包切除术

如果不需要用于诊断，这可能是用于治疗长期反复复发的心包积液及预防心脏压塞的技术。

四、缩窄性心包炎

（一）概述

缩窄性心包炎可继发于几乎所有的心包损伤或炎症。心脏手术、放射治疗和特发性是目前最常见的原因。过去的几十年中，结核性心包炎一直是引起缩窄性心包炎的主要原因。

（二）临床表现

1.症状和体征

缩窄性心包炎的许多症状是非特异性的，与慢性心脏充盈压增加和慢性心排出量减少有关，继发于静脉淤血的症状最常见。如腹腔积液、周围水肿、胃肠道和肝淤血的症状（如消化不良、厌食和餐后腹胀）。晚期患者可出现心源性肝硬化。由左心衰竭引起的症状如运动性呼吸困难、端坐呼吸、咳嗽等较少见。慢性低心排出量可引起疲劳、内脏充血和消瘦。

2.体格检查

（1）血压低，脉搏快，1/3 出现奇脉。

（2）颈静脉怒张，Kussmaul 征阳性。

（3）心脏听诊时在舒张早期可以听到特别的心包叩击音。心包叩击音发生在舒张早期，比第三心音早，具有较高的声频。

（4）腹腔积液、肝大伴有明显的肝搏动及其他有关肝衰竭的症状。

（5）胸腔积液，积液多时可以引起呼吸困难、发绀。

3.辅助检查

（1）心电图：常见的异常为心动过速，QRS 低电压，广泛 T 波倒置或低平，二尖瓣型

P 波，少数患者出现电轴右偏。晚期可以出现心房颤动。

（2）胸部 X 线片：胸部 X 线检查心脏轮廓可变小、正常或扩大。发现心包钙化有助于结核性心包炎的诊断。

（3）超声心动图：大多数缩窄性心包炎患者有心包增厚。超声心动图显示心脏大小正常或减小、左心室射血分数正常的心力衰竭患者，应怀疑缩窄性心包炎的存在。典型缩窄性心包炎的超声心动图的特征是室间隔"反弹"，即舒张期室间隔矛盾运动。

（4）磁共振成像（MRI）和计算机断层扫描（CT）：MRI 和 CT 对缩窄性心包炎的确诊有重要的价值。两者均能显示出心包厚度，局部或环形增厚钙化的轮廓。

（5）心导管检查：心脏导管检查可帮助建立正确的诊断，证实两个心室舒张期压力升高并相等。

（6）心内膜心肌活检：在进行心导管检查时，同时做心内膜心肌活检能够帮助确诊浸润性心肌病。

（三）鉴别诊断

1.限制性心肌病

结合使用多普勒超声心动图、磁共振成像和计算机断层扫描、血流动力学的研究、心内膜心肌活检等，在大多数情况下能够与限制型心肌病相鉴别，但有些时候鉴别诊断很困难。

2.肝硬化

肝硬化患者往往有门静脉高压的表现，但无颈静脉怒张，体循环升高，心包钙化及心尖冲动减弱等。

3.充血性心力衰竭

床边检查有时难以鉴别常见原因引起的充血心力衰竭与缩窄性心包炎。不对称的右心衰竭或与外周水肿不成比例的腹腔积液，可能是诊断缩窄性心包炎的线索。

（四）治疗

虽然药物治疗可以有效地控制症状，但单独药物治疗的长期预后有限，大部分患者呈进行性加重。

（1）加强营养，补充蛋白质，必要时少量输血或血浆。

（2）降低体循环静脉压，控制钠盐摄入。

（3）尽量避免使用减慢心率的药物，发生快速房颤时可选用洋地黄控制。

（4）心包切除术：是治疗缩窄性心包炎有效的方法。大部分的患者在术后数月后，症状可以明显和持久改善。如果症状仍持续存在或复发，应该考虑3种可能性：由于长期严重的压迫所导致的心肌功能障碍、心包切除不完全或不适当和术后重新出现缩窄。

五、渗出-缩窄性心包炎

渗出-缩窄性心包炎融合了心包积液和缩窄性心包炎的特点。该综合征是动态的，可能代表了缩窄性心包炎发展的中间阶段。渗出-缩窄性心包炎最常见的病因是尿毒症和恶性肿瘤转移性心包炎，但是任何病因引起的心包炎都可以导致这种情况。超声心动图通常显示少量到中等量的积液或在脏层和壁层心包之间可见实性物质。

心包穿刺术可能改善心脏排血量和减轻症状，但是随后对缩窄性心包炎的治疗是非常重要的。胸廓切开术合并心包切除术可用于症状严重、近期仍可生存的患者，如转移性癌症。

第二节　感染性心内膜炎

感染性心内膜炎（infective endocarditis，IE）是指病原微生物，如细菌、真菌、衣原体、病毒、立克次体及螺旋体等，经血流侵犯心内膜、心瓣膜、胸廓内血管系统（如动脉导管未闭、动静脉分流、主动脉缩窄）、心脏内异物（人工瓣膜、起搏器或ICD导线）或外科构建的通道部位所引起的感染性炎症，并伴赘生物形成。

按诊断类型分为明确诊断IE、疑似诊断IE和可能诊断IE。按瓣膜类型分为自体瓣膜IE和人工瓣膜IE。按解剖部位分为二尖瓣IE、主动脉瓣IE及室壁IE等。按病原微生物分为金黄色葡萄球菌 IE、溶血性链球菌 IE 及真菌性 IE 等。按感染来源分为社区获得性 IE、医疗相关性 IE、经静脉吸毒者 IE。目前国际上常将 IE 分为 3 类：自体瓣膜 IE、人工瓣膜性 IE 及静脉用药者 IE（指静脉导管引起的医源性感染和静脉药瘾者、不洁静脉注射等引起的感染）。

一、发生机制

（一）病因

1.基础病因

大多数 IE 发生于伴器质性心脏病的患者，但也可发生于无基础心脏病者。瓣膜性心脏病是 IE 最常见的基础病因，包括风湿性心脏病和退行性心脏瓣膜病及二尖瓣脱垂。先天性心脏病发生 IE 者也较前增加。肥厚梗阻型心肌病、心脏直视手术（特别是心瓣膜置换术）及心脏介入手术也有较高的 IE 发生率。静脉药物滥用是右心 IE 的主要原因。

2.病原微生物

目前已知感染人类的细菌大部分可以引起 IE，但大部分 IE 是由少数几种革兰阳性细菌引起，以链球菌和葡糖球菌占优势，过去草绿色链球菌是 IE 的主要致病菌，随着抗生素的广泛应用，草绿色链球菌感染已明显减少，而金黄色葡萄球菌感染明显增多。此外，铜绿假单胞菌、革兰阴性杆菌及真菌等以往较少见的病原微生物，也逐渐增多。

3.免疫因素

免疫因子，特别是针对内皮细胞的抗体也能导致内皮的损伤，增加细菌在损伤内皮处的聚集和定植，参与 IE 发病。

IE 也可同时激活机体的体液免疫和细胞免疫，所有 IE 患者均可检测到高效价的循环免疫复合物，并且与长病程、瓣膜外表现、低补体血症、右侧 IE 等有关，效价可随有效治疗而降低或检测不到。

（二）发病机制

一般情况下，进入血液循环中的致病微生物可被机体的防御机制所清除，当上述心血管病变存在时，血流由正常的层流变为涡流和喷射。血流从高压腔射向低压腔，形成明显的压力阶差，受血流冲击处的心内膜损伤，这种损伤通常定位于反流的下游。损伤的内膜胶原暴露，血小板、红细胞、白细胞和纤维蛋白积聚，形成结节样无菌性赘生物，称为 NBFE，而 NBFE 成为细菌等病原微生物的庇护处，其内的病原微生物受到保护，不受宿主防御机制的作用。反复发生的菌血症可使机体循环中产生抗体如凝集素，更有利于病原体在损伤部位的 NBFE 处黏附，形成感染性赘生物。感染的赘生物通过血小板-纤维素聚集而逐渐增大，使瓣膜破坏加重；当赘生物破裂时，碎片破裂导致栓塞，细菌被释放入血流中产生菌血症和转移性播种灶。免疫系统的激活可引起关节炎、血管损害、杵状指等。

（1）性别与年龄：男性多见，男女之比为 2.5：1；儿童发生 IE 不常见，更少见于婴幼儿期，但发绀型先天性心脏病患儿例外。老年 IE 患者越来越常见，1/4 的患者年龄超过 60 岁，30 岁以上患者患 IE 风险增加 5 倍。

（2）就往 IE 病史既往 IE 病史是再次感染的明确危险因素。

（3）近期接受可能引起菌血症的诊疗操作，如各种经口腔（如拔牙）气管、食管、胆道、尿道或阴道的诊疗操作及血液透析、心脏介入诊疗等，均是 IE 的诱发因素。

（4）体内存在促 NBFE 形成的因素如白血病、肝硬化、癌症、炎症性肠病和系统性红斑狼疮等可导致血液高凝状态的疾病，也可增加 IE 的危险。

（5）自身免疫缺陷包括体液免疫缺陷和细胞免疫缺陷如 HIV。

（6）静脉药物滥用静脉药物灌用者发生 IE 的危险可升高。

（7）其他器官移植、免疫抑制药物应用、糖尿病、心脏外的各种感染灶（如疖、痈、急性肾盂肾炎、急性化脓性骨髓炎）以及牙齿卫生不良等。

二、临床诊断

（一）临床表现

1.全身感染中毒表现

发热是 IE 最常见的症状，常为不同程度的不规则发热，可为间歇型或弛张型，伴有畏寒和出汗，也可仅有低热。体温多在 37.5～39℃，也可高达 40℃以上。

2.血管栓塞表现

全身性栓塞是 IE 常见的临床表现，对诊断很有帮助。血管栓塞表现为相应组织的缺血坏死和（或）脓肿，如脾栓塞可有左上腹疼痛，脑动脉栓塞可致偏瘫、失语等。

3.自身免疫反应的表现

自身免疫反应主要表现为肾小球肾炎、关节炎、皮肤和黏膜出血等，非特异性不常见。皮肤或黏膜的表现具有提示性，包括：①瘀点，可见于任何部位；②指（趾）甲下线状出血；③Roth 斑，为视网膜的卵圆形出血斑，中心呈白色，多见于亚急性者；④结节，为指（趾）垫出现的豌豆大小红色或紫色痛性结节，多见于亚急性者；⑤Janeway 损害，为手掌或足底处直径 1～4mm 无痛性出血性红斑，多见于急性者。

（二）辅助检查

1.血培养

血培养是确诊 IE 的微生物学方法，是诊断 IE 的两项主要标准之一，并为抗生素的选择提供可靠的依据。

2.超声心动图

所有临床上怀疑 IE 的患者均应接受超声心动图检查。超声心动图诊断 IE 的重要证据包括：赘生物，附着于瓣膜、心腔内膜面或心内置入物的致密回声团块影，可活动，用其他解剖学因素无法解释；脓肿或瘘，新出现的人工瓣膜部分裂开。

3.其他检查

（1）实验室检查：IE 患者可出现白细胞计数升高，核左移；血沉及 C 反应蛋白升高；高丙种球蛋白血症、循环中出现免疫复合物、类风湿因子升高、血清补体降低；贫血、血清铁及血清铁结合力下降；蛋白尿及尿中出现红细胞等。

（2）心电图：心电图多为非特异性改变，可发现房室肥大及各种心律失常。新近出现的房室传导阻滞提示瓣周脓肿，其特异性可达 88%。

（3）胸部 X 线片：胸部 X 线检查，仅能发现间接征象，如肺充血、肺动脉高压、心脏增大、主动脉增宽等。

（三）诊断与鉴别诊断

1.诊断要点

典型的 IE 并不难诊断，临床上凡遇到以下表现的患者应怀疑本病的可能：①新出现的杂音或杂音性质、强度较以前改变；②来源不明的栓塞事件；③感染源不明的败血症；④血尿、肾小球肾炎或怀疑肾梗死；⑤发热伴以下任何一项如心内置入物，有 IE 的易患因素，新出现的室性心律失常或传导障碍，首次出现充血性心力衰竭临床表现，血培养阳性（为 IE 的典型病原微生物），皮肤黏膜表现，多发或多变的浸润性肺感染；⑥感染原因不明的外周脓肿。

2.鉴别诊断

感染性心内膜炎应注意与活动性风湿热相鉴别，尤其是风湿性心脏病并 IE 与风湿性心脏病并风湿活动的鉴别有时比较困难。

此外，还应与其他有类似 IE 临床表现的疾病相鉴别，如心房黏液瘤、心脏瓣膜病或先心病合并心外感染、系统性红斑狼疮、Marantic 心内膜炎、抗磷脂综合征、类癌综合征、高心排量肾细胞癌、血栓性血小板减少性紫癜及败血症等。

三、治疗策略

（一）药物治疗目的及方法

1.抗生素治疗的原则

抗生素治疗是 IE 最重要的治疗，用药原则为：①早期应用，连续采集 3～5 次血培养后即可开始经验性治疗，不必等待血培养结果；②充分用药，选用杀菌性抗生素、大剂量、联合用药、长疗程（4～6 周，必要时 8 周以上）。旨在彻底消失藏于赘生物内的致病菌，但需警惕二重感染；③以静脉用药为主，保持较高的血药浓度；④病原微生物不明的经验性治疗用药，急性者首选对金黄色葡萄球菌、链球菌和革兰阴性杆菌均有效的广谱抗生素，亚急性者首选对大多数链球菌（包括肠球菌）有效的广谱抗生素；⑤病原微生物明确的针对性治疗用药，应根据药物敏感试验选用抗生素，有条件应测定最小抑菌浓度（MIC）及最小杀菌浓度（MBC）以便指导用药；⑥部分患者需配合外科手术治疗。

2.病原微生物不明的经验性治疗

用药病原微生物未明的患者，如果病情平稳，可在血培养 3～5 次或以后立即开始经验性治疗。

如果过去 8d 内患者已使用了抗生素治疗，可在病情允许的情况下延迟 24～48h 再进行血培养，然后再采取经验性治疗。

3.病原微生物明确的针对性治疗用药

（1）链球菌感染性心内膜炎：根据药物的敏感程度选用青霉素、头孢曲松、万古霉素或替考拉宁。自体瓣膜 IE 且对青霉素完全敏感的链球菌感染（MIC＜0.1mg/L），年龄＜65 岁，血清肌酐正常的患者，给予青霉素 1200 万～2000 万 U/24h，分 4～6 次静脉给药，疗程 4 周；加庆大霉素 24h 3mg/kg（最大剂量 240mg/24h），分 2～3 次静脉给药，疗程 2 周。年龄＞65 岁，或血清肌酐升高的患者，根据肾功能调整青霉素的剂量，或使用头孢曲松 2g/24h，1 次/日静脉给药，疗程均为 4 周。对青霉素和头孢菌素过敏的患者使用万古霉素 24h 30mg/kg，2 次/日静脉给药，疗程 4 周。

（2）葡萄球菌感染性心内膜炎：葡萄球菌感染性心内膜炎约占所有 IE 患者的 1/3，病情危重，有致死危险，90%的致病菌为葡萄球菌，其余 10%为凝固酶阴性的葡萄球菌。

（3）肠球菌及青霉素耐药的链球菌感染性心内膜：与一般的链球菌不同，多数肠球菌对包括青霉素、头孢菌素、克林霉素和大环内酯类抗生素在内的许多抗生素耐药。甲氧嘧啶-磺胺异恶唑及新一代喹诺酮类抗生素的疗效也不确定。

青霉素 MIC＜8mg/L，庆大霉素 MIC＜500mg/L，青霉素 1600 万～2000 万 U/24h，分 4～6 次静脉给药，疗程 4 周；加庆大霉素 24h 3mg/kg（最大剂量 240mg/24h），分 2 次静脉给药，疗程 4 周。

（二）其他治疗方法

1.一般处理

一般处理包括卧床休息、限制体力活动、支持治疗。支持治疗极为重要，严重贫血者可输浓缩红细胞，身体抵抗力差者可输清蛋白或血浆。

2.抗凝治疗问题

抗凝治疗问题是一个难题，应极其慎重地处理：①除非发生大块肺梗死，应禁用肝素抗凝治疗，因可增加致死性脑出血；②如有使用华法林的明确指征如已置换机械瓣，应调节剂量使 INR 在 2.0～3.0；③尽量停用或不用抗凝药，尤其患者已出现中枢神经系统症状；④必须抗凝治疗时，选用静脉或口服给药，避免肌内注射造成局部血肿。

3.并发症治疗

（1）心力衰竭：按心力衰竭常规处理，有手术指征尽早手术治疗。

（2）心律失常：治疗原则与其他心脏病所致的心律失常相似。

（3）心肌和（或）心包脓肿：多发性小灶性脓肿主要针对病因采用大剂量敏感的抗生素治疗，对单个而巨大的心肌脓肿，在积极抗生素治疗基础上，有学者主张穿刺引流。心包脓肿可按化脓性心包炎处理。

（4）肾衰竭：轻度肾功能损害者，主要针对原发病治疗，应用足量有效的杀菌药物，注意应用对肾功能损害较小的药物。对肾功能损害较重患者，应做血液透析。

（5）血管栓塞：主要是对症处理，反复栓塞宜手术切除赘生物以清除栓塞源。

（6）细菌性动脉瘤：微小的细菌性动脉瘤在有效抗生素治疗后可消失；直径 1～2cm 的细菌性动脉瘤即使 IE 已治愈仍可能破裂出血，应及早手术。颅内细菌性动脉瘤常为多发性，如为较大的细菌性动脉瘤或已发生过出血，且病变部位可以手术的应及早处理；未破裂或出血较小的细菌性动脉瘤则应区别情况做相应处理。

第三节　急性心力衰竭

一、概述

（一）定义

急性心力衰竭（acute heart failure，AHF）指由于急性发作的心功能异常而导致的以肺水肿、心源性休克为典型表现的临床综合征。发病前可以有或无基础心脏病病史，可以是收缩性或舒张性心力衰竭，起病突然或在原有慢性心力衰竭基础上急性加重。AHF 通常危及患者的生命，必须紧急实施抢救和治疗。

（二）病因和发病机制

任何原因导致的血流动力学负荷增加（如过多补液、过度劳力等）或心肌缺血、缺氧，导致心肌收缩力急性受损均可引起急性心力衰竭。急性心力衰竭可突然发作，也可以在原有心血管疾病基础上发生和（或）在慢性心力衰竭基础上急性失代偿。通常冠心病、高血压是高龄患者发生 AHF 的主要病因，而年轻人中急性心力衰竭多是由扩张型心肌病、心律失常、先天性心脏病、心脏瓣膜病或心肌炎引起。同时，应特别注意甲状腺疾病、结缔组织疾病、中毒（包括药物、酒精、重金属或生物毒素）等病因。由于心脏血流动力学短期内快速异常，肺毛细血管压短期内急速增高，机体没有足够的时间发挥代偿机制，血管内液体渗入肺间质和肺泡内形成急性肺水肿。肺水肿早期可因交感神经激活血压升高，但随着病情进展，血管反应减弱，血压逐步下降。

（三）临床表现

1.症状

典型的临床表现为严重呼吸困难，如端坐呼吸，甚或站立、平卧后诱发或加重的咳嗽，干咳或有多量白痰、粉红色泡沫痰、咯血，吸气性肋间隙和锁骨上窝凹陷。情绪紧张、焦虑、大汗淋漓，极重的患者面色苍白、口唇青紫、四肢湿冷、末梢充盈不良、皮肤苍白和发绀。初起血压升高、脉搏快而有力，若未及时处理，20～30min 后则血压下降、脉搏细速，进入休克而死亡，部分患者表现为心搏骤停。

2.体征

肺部听诊早期可闻及干性啰音和喘鸣音，吸气和呼气相均有窘迫，肺水肿发生后闻及广泛湿啰音和哮鸣音；心率增快、舒张期奔马律、可闻及第三心音和肺动脉瓣第二音亢进。

（四）严重程度的评估

1.Killip 分级

Killip 分级用于急性心力衰竭严重性评价。分I～IV级。I级：无心力衰竭。无心功能失代偿症状。II级：心力衰竭。有肺部中下野湿啰音、心脏奔马律，X 线片示肺淤血。III级：严重心力衰竭。明显肺水肿，满肺湿啰音。IV级：心源性休克。低血压（收缩压＜90mmHg）、面色苍白和发绀、少尿、四肢湿冷。

2.Forrester 分级

以临床特点和血流动力学特征分 4 级。

3.临床严重程度分级

根据末梢循环和肺部听诊分 4 级。

二、诊断思路

急性心源性肺水肿应与其他原因导致的肺水肿相鉴别。常见的非心源性肺水肿有成人呼吸窘迫综合征（ARDS）、高原性肺水肿（HAPE）、神经源性肺水肿、麻醉剂过量引起的肺水肿、电复律后肺水肿等。

三、治疗措施

急性心力衰竭一旦发展为肺水肿甚或心源性休克，会在短期内危及患者的生命，抢救治疗要突出"急"字，其包含"及时、准确、系统"的概念。

（一）一般治疗

1.体位

坐位、双腿下垂有利于减少回心血量，减轻心脏前负荷。

2.氧疗

目标是尽量保持患者的 SaO_2 在 95%～98%。方法：①鼻导管吸氧；②开放面罩吸氧；③CPAP 和 BiPAP：无创通气治疗能更有效地改善肺水肿患者的氧合，降低呼吸做功，减轻症状，减少气管插管的概率，降低病死率；④气管插管机械通气治疗。

3.镇静

AHF 时早期应用吗啡对抢救有重要意义。吗啡有强大的镇静作用，能够轻度扩张静脉和动脉，并减慢心率。多数研究表明，一旦建立起静脉通道，则应立即静脉注射吗啡 3～5mg/次，视患者的症状和情绪，必要时可重复注射。但昏迷、严重呼吸道疾病患者不用。

（二）静脉注射血管扩张剂的应用

1.硝普钠

硝普钠应用于严重心力衰竭，特别是急性肺水肿，有明显后负荷升高的患者。如高血压性 AHF、急性二尖瓣反流等，建议从小剂量起始静脉注射［0.3μg/（kg·min）］逐渐滴定上调剂量，可达 5μg/（kg·min）甚或更高。应用时作好避光保存（用棕色或黑色管），以免化学分解产生氰酸盐，对严重肝、肾功能异常的患者更要小心。

2.硝酸甘油

硝酸甘油更加适用于有急性冠状动脉综合征的重症心力衰竭患者，没有硝普钠对于冠状动脉血流的"窃血效应"。建议起始剂量为 0.14μg/（kg·min）静脉注射，逐渐滴定上调可达 4μg/（kg·min）。紧急情况下，亦可先舌下含服或喷雾吸入硝酸甘油 400～500μg/次。

3.重组人 B 型利钠肽

重组人 B 型利钠肽是一种内源性激素，具有扩张血管，利尿、利钠，有效降低心脏前后负荷，抑制 ARRS 和交感神经系统等作用，可以有效改善 AHF 患者的急性血流动力学障碍。通常的剂量为 1～2μg/kg 负荷量静脉注射，然后 0.01～0.03μg/（kg·min），持续静脉注射。

血管扩张剂能有效的扩张血管，增加心脏指数，降低肺动脉楔压，改善患者的症状。然而，静脉使用以上血管扩张剂应特别注意其降低血压的问题，特别是主动脉瓣狭窄的患者。通常 AHF 患者的收缩压低于 90～100mmHg 时，应慎重使用，对已使用者血压下降至此时，则应及时减量，若进一步下降，则需停药。通常来说，患者用药后平均血压较用药前降低 10mmHg 比较合适。对于肝肾功能不全、平时长期高血压的患者，更需注意血压不可较平时降低过多。

（三）静脉注射利尿剂的应用

强效利尿剂（襻利尿剂）是 AHF 抢救时改善急性血流动力学紊乱的基石。常用的襻利尿剂有：呋塞米、布美他尼、托拉塞米，具有强大的利尿、利钠作用，能减轻心脏前后负荷，静脉注射还能够扩张血管，降低肺动脉楔压。肺淤血时，呋塞米 20～40mg/次口服，若症状改善不好，利尿效果不佳，增加剂量或静脉注射。肺水肿时，呋塞米 40～100mg/次负荷量静脉注射或 5～40mg/h 持续静脉滴注，每日总量小于 500mg。依据患者症状改善，调整剂量和用法。若应用利尿剂抵抗，可合用小剂量多巴胺或氢氯噻嗪。

利尿剂抵抗指达到水肿完全消除前，利尿剂作用下降和消失的现象。利尿剂效果不佳可能与血容量不足、血压较基础水平下降过多、低钠低氯血症、低氧血症、低蛋白血症等有关，可通过纠正这些诱发因素，改变用药途径等。还要注意过度利尿后引起的电解质紊乱、低血容量综合征。

（四）β受体阻滞剂

目前，尚无在急性心力衰竭中应用β受体阻滞剂治疗能够迅速改善症状的研究，通常认为是禁忌证。但是，一些研究证明，AMI 时应用β受体阻滞剂能够缓解缺血导致的胸痛，缩小心梗面积。

实际应用中对于严重 AHF、肺底部有啰音的患者应慎重使用β受体阻滞剂。目前比较公认的药物有美托洛尔、比索洛尔、卡维地洛。

（五）正性肌力药物

1.强心苷

强心苷（包括洋地黄苷、地高辛和毛花苷 C），主要有正性肌力、降低交感神经活性、负性传导和频率的作用。一般而言，急性心力衰竭并非其应用指征，除非快速心房颤动。急性心力衰竭应使用其他合适的治疗措施（常为静脉给药），强心苷仅可作为长期治疗措施的开始阶段而发挥部分作用。AHF 时，若患者心率快、血压偏低，可静脉注射毛花苷 C 0.2～0.4mg/次，若患者为快速心房颤动，则可用 0.4mg/次，总量不宜超过 1.2mg。口服最常用的是地高辛 0.125～0.25mg/d。

2.儿茶酚胺类

多巴酚丁胺起始剂量为 2～3μg/（kg·min）持续静脉注射，根据血流动力学监测可逐渐增加至 15～20μg/（kg·min）；患者病情好转后，药物应逐渐减低剂量［每两天减少（kg·min）］而停药，不可骤停。AHF 伴有低血压时，更宜选用多巴胺，起始剂量为 2～3μg/（kg·min），有正性肌力、改善肾血流和尿量的作用。

3.磷酸二酯酶抑制剂（PDEI）

PDEI 具有正性肌力和外周血管扩张作用，可降低肺动脉压、肺动脉楔压和增加心排出量。可增加室性心律失常的发生，且与剂量相关。通常有米力农和依诺昔酮。

4.钙离子增敏剂

左西孟旦是钙浓度依赖的钙离子增敏剂，半衰期达 80h，可增加心排出量，降低 PCMP，降低血压。在与多巴酚丁胺的双盲对照试验中，有相关医院的经验研究显示，该药在 AHF 中应用时，应注意其降低血压的作用。通常不建议用于收缩压<85mmHg 的患者。

5.心肌糖苷类

此类药物不宜用于 AMI 心力衰竭的患者。应用指征是指心动过速引起的心力衰竭，如通过应用 β 受体阻滞剂未能控制心率的心房颤动患者。

（六）机械辅助治疗

1.动脉内气囊反搏（IABP）

尽早的应用 AMI 严重低血压，甚或心源性休克的患者。IABP 可延长收缩压时间，增加动脉舒张压和冠状动脉灌注压，增加冠状动脉血流量 22%～52%，可起到辅助心脏功能的作用。

2.体外膜氧合器（ECMO）

体外膜氧合器是一种临时性的部分心肺辅助系统，通过引流管将静脉血引流到体外膜氧合器内进行氧合，再经过另一根引流管将氧合血泵入体内（静脉或动脉），改善全身组织氧供，可以暂时替代肺的气体交换功能和心脏的泵功能。北京阜外心血管病医院已经对晚期终末期心力衰竭、心源性休克，内科治疗无效的患者，成功应用该技术进行支持治疗，有效地维持了患者的心脏功能和血流动力学稳定，部分患者度过了疾病危险期，成功撤机并逐渐恢复心脏功能，部分患者赢得了心脏移植的时间。

3.左心辅助

左心辅助适用于晚期终末期心力衰竭、心源性休克的患者。

4.心脏移植

终末期心力衰竭，内科药物治疗效果不佳或无效，心源性休克内科治疗无效，在 ECMO 或左心辅助循环支持下，等待合适供体，尽早施行心脏移植。

（七）其他

1.饮食和休息

急性期卧床休息，尽量减少体力活动，缓解后逐渐增加运动量。急性期若血压偏高或正常，则应保持液体出入量大于摄入量，根据胸片肺水肿或淤血改善的情况调整。饮食不宜过多，不能饱餐，控制在 6～7 成饱便可，必要时可静脉补充营养，意即"质高量少"。缓解期亦严格控制液体的摄入和出入量的平衡。

2.预防和控制感染

感染是 AHF 发生，特别是慢性心力衰竭急性失代偿的重要原因和诱因，应积极预防和控制。

3.保持水、电解质和酸碱平衡

内环境的稳定对于患者 AHF 的纠正，防止恶性心律失常的发生具有重要的意义，应特别注意。不仅要重视钾的变化，同时要重视低钠血症，限钠是有条件的，不要一味强调。

4.基础疾病和合并疾病的处理

例如对缺血性心脏病应重视 β 受体阻滞剂的正确使用，积极改善缺血发作是治疗的关键。对高血压引起的 AHF，一方面要积极降低血压，同时应注意平时血压水平高的患者，不宜突然过度降压，一个"正常"的血压，可能对特定的患者就是低血压，导致肾灌注不足，发生肾衰竭。

（八）缓解期的治疗和康复

（1）加强基础心脏病治疗，如冠心病、高血压等的治疗。

（2）对于慢性心力衰竭的患者，要重视诱因的预防，防止反复发生急性失代偿。

（3）有计划地逐步康复锻炼。

总之，急性心力衰竭作为一种最严重的心血管综合征，其诊断和治疗必须强调整体观念，要系统的考虑患者的机体状况，这样才能获得良好的疗效。

第四节 慢性心力衰竭

一、定义和分类

慢性心力衰竭（心衰）指由于任何原因的心脏结构和功能异常导致心室充盈或射血能力受损的一组复杂临床综合征，主要表现为呼吸困难和乏力（活动耐量受限），以及液体潴留（肺淤血和外周水肿）。

依据左心室射血分数（LVEF），2014 年中国心力衰竭诊疗指南将心力衰竭分为 LVEF 降低（LVEF＜40%）的心力衰竭（HFrEF）和 LVEF 保留（LVEF≥40%）的心力衰竭（HFpEF）。2016 年欧洲诊断和诊疗心力衰竭急慢性指南将心力衰竭分为射血分数下降的心力衰竭（HFrEF，LVEF＜40%）、射血分数中间值的心力衰竭（HFmrEF，LVEF40%~49%）和射血分数保留的心力衰竭（HFpEF，LVEF≥50%）。

心力衰竭的阶段划分体现重在预防的概念，根据心力衰竭发生发展的过程，从心力衰竭的危险因素进展成结构性心脏病，出现心力衰竭症状，直至难治性终末期心力衰竭，可分为前心力衰竭（A）、前临床心力衰竭（B）、临床心力衰竭（C）和难治性终末期心力衰竭（D）。

A（前心衰阶段）：①定义：患者为心力衰竭高发人群，尚无心脏结构或功能异常，也无心力衰竭症状或体征；②患病人群：高血压、冠心病、糖尿病、肥胖、代谢综合征、心肌毒性药物应用、酗酒、心肌病家族史。

B（前临床心力衰竭阶段）：①定义：患者从无心力衰竭的症状或体征发展成结构性心脏病；②患病人群：左心室肥厚、无症状心脏瓣膜病、既往有心肌梗死史。

C（临床心力衰竭阶段）：①定义：患者已有结构性心脏病，以往或目前有心衰的症状和体征；②患病人群：有结构性心脏病伴气短、乏力和运动耐量下降。

D（难治性终末期心力衰竭阶段）：①定义：患者有进行性结构性心脏病，虽经积极的内科治疗，休息时仍有症状且需特殊干预；②患病人群：因心力衰竭反复住院且不能安全出院者；需长期静脉用药者；等待心脏移植者；应用心脏机械辅助装置者。

二、病因

1.原发性心肌损害

缺血性心肌损害，心肌炎、心肌病，心肌代谢障碍。

2.心脏负荷过重

后负荷（压力负荷）过重；前负荷（容量负荷）过重。

三、发病机制

（1）心肌细胞死亡发生（坏死、凋亡、自噬）。

（2）神经内分泌系统过度激活所致，肾素-血管紧张素-醛固酮系统（RAAS）和交感神经系统过度兴奋。

四、临床评估

（一）判断心脏病的性质和程度

1.病史、症状及体征

识别患者是否存在运动耐量降低、液体潴留症状，评估容量状况，估测颈静脉压。

2.常规检查

（1）超声心动图：有助于明确原发疾病；判断是收缩性还是舒张性功能不全；定量测定左心室和右心室容量、几何形状、厚度和运动情况；定量测定心房、心包、瓣膜和血管结构，估测肺动脉压力。

（2）心电图：提供心肌梗死、左心室肥厚信息，判断是否存在不同步、有无心律失常或心肌缺血。

（3）实验室检查：包括血红蛋白、电解质、肝肾功能、血糖、血脂、糖化血红蛋白测定。

（4）生物标志物：①血浆脑利钠肽测定可用于因呼吸道原因或心力衰竭原因导致气促的鉴别诊断，该指标可用来评估慢性心力衰竭的严重程度和预后；②心肌损伤标志物：心脏肌钙蛋白可用于诊断原发病，也可对心力衰竭患者做进一步危险分层。

（5）胸部 X 线片：提供心脏增大、肺淤血、肺水肿及原有肺部疾病的信息。

3.心力衰竭特殊检查

（1）心脏磁共振（CMR）：可检测心脏容量、心肌质量和室壁运动，准确性和可重复性较好，还有助于明确心肌病、心脏肿瘤、复杂性先天性心脏病。

（2）冠脉造影：鉴别缺血性或非缺血性心肌病。

（3）核素心室造影及核素心肌灌注和代谢显像：评估心肌存活率、心室局部室壁运动和测定左心室射血分数。

（4）负荷超声心动图：可检出是否存在可诱发的心肌缺血。

（5）经食管超声心动图：可检查左心耳血栓。

（6）心肌活检：不明原因的心肌病或区分心肌炎症或浸润性病变。

（二）判断心力衰竭程度

1.NYHA 分级

I级：日常活动无心力衰竭症状。

II级：日常活动出现心力衰竭症状（呼吸困难、乏力）。

III级：低于日常活动出现心力衰竭症状。

IV级：在休息时出现心力衰竭症状。

2.6min 步行实验

评定患者运动耐量，6min 步行距离＜150m 为重度心力衰竭；6min 步行距离 150～450m 为中重度心力衰竭；6min 步行距离＞450m 为轻度心力衰竭。

3.其他

（1）判断液体潴留及严重程度。

（2）其他生理功能评价。

（3）有创血流动力学检查。

（4）心脏不同步检查：通常用心电图和超声心动图来判断。

五、治疗评估

1.治疗效果评估

（1）NYHA 心功能分级。

（2）6min 步行试验。

（3）超声心动图。

（4）脑利钠肽测定。

2.生活质量评估

3.疾病进展评估

（1）NYHA 分级加重。

（2）因心力衰竭加重需要增加药物剂量或新增药物。

（3）因心力衰竭加重需住院治疗。

（4）死亡。

4.预后评定

LVEF 下降、NYHA 分级恶化、低钠血症及其程度、运动峰耗氧量减少、血细胞比容降低、QRS 波增宽、慢性低血压、静息心动过速、肾功能不全、NT-proBNP 水平显著升高。

六、治疗

（一）慢性 HFrEF 的治疗

1.去除诱发因素

控制感染、心律失常，避免血容量过多、过度体力劳累或情绪激动，需预防、识别与治疗能引起或加重心力衰竭的特殊事件，及时纠正。

2.每日测定体重

早期发现液体潴留非常重要，若 3d 内体重突然增加 2kg 以上，应考虑患者已有水钠潴留，需加大利尿剂剂量。

3.限钠

钠盐摄入轻度心力衰竭患者应控制在 2～3g/d，中重度心力衰竭患者应控制在＜2g/d。

4.限水

严重低钠血症＜130mmol/L，液体摄入量应＜2L/d。

5.休息和适度运动

失代偿期需卧床休息，症状改善后鼓励患者体力活动。

6.药物治疗

（1）利尿剂：所有心力衰竭患者若有液体潴留的证据均应给予利尿剂，应在出现水钠潴留的早期应用。利尿剂缓解症状最为迅速，数小时或数天内即见效，通常从小剂量开始，并逐渐增加剂量，体重每日减轻 0.5～1.0kg，一旦病情控制即以最小有效剂量长期维持。

（2）血管紧张素转化酶抑制剂（ACEI）：所有慢性收缩性心力衰竭患者都必须使用 ACEI，而且需要终生使用。以下情况须慎用：①双侧肾动脉狭窄；②血肌酐显著升高＞265.2μmol/L（3mg/dl）；③有症状性低血压；④高钾血症＞5.5mmol/L。ACEI 应用的基本原则是从很小剂量开始，逐渐递增直至达到目标剂量，一般每 1～2 周剂量倍增 1 次，剂量调整的快慢取决于每个患者的临床状况。

（3）β受体阻滞剂：所有慢性收缩性心力衰竭，NYHAII～III级病情稳定患者以及阶段 B、无症状性心力衰竭或 NYHAI级的患者均必须应用β受体阻滞剂，且需终生使用。

NYHAIV级心力衰竭患者需待病情稳定（4d内未静脉用药，已无液体潴留并体重恒定）后，在严密监护下由专科医师指导应用。β受体阻滞剂禁用于支气管痉挛、心动过缓、房室传导阻滞II度及以上患者，推荐应用琥珀酸美托洛尔、比索洛尔和卡维地洛，必须从小剂量开始。

清晨，静息心率55～60次/分，为β受体阻滞剂达到目标剂量，但不宜低于55次/分。β受体阻滞剂应用时需注意监测：①低血压：一般在首剂或加量的24～48h内发生；②液体潴留和心力衰竭恶化：起始治疗前应确认患者已达到干体重状态；③心动过缓和房室阻滞：心率<55次/分，或伴有眩晕症状，或出现II度、III度房室传导阻滞应将β受体阻滞剂减量。

（4）醛固酮受体拮抗剂：醛固酮受体拮抗剂适用于中、重度心力衰竭，NYHA分级III～IV级患者，有改善心力衰竭预后的良好效果，可降低心力衰竭患者心脏性猝死。适应证：LVEF≤35%、NYHAII～IV级心力衰竭患者、已使用ACEI或ARB以及β受体阻滞剂仍持续有症状的患者；AMI后、LVEF≤40%、有心力衰竭症状或有糖尿病史者亦可应用。螺内酯起始量10mg/d，最大剂量为20mg/d；依普利酮初始剂量12.5mg/d，目标剂量为25～50mg/d。

（5）血管紧张素受体拮抗剂（ARB）：ARB可阻断血管紧张素II与1型受体结合，阻断RASS系统作用，其适应证基本与ACEI相同，推荐用于不能耐受ACEI的患者，小剂量起始，逐步递增剂量至目标剂量。

（6）地高辛：主要目的是改善慢性收缩性心力衰竭的临床症状，适用于已应用ACEI或ARB、β受体阻滞剂和利尿剂治疗，仍持续有症状的心力衰竭患者。地高辛也适用于伴有快速心室率的房颤患者。地高辛无明显降低心力衰竭患者病死率的作用，不推荐应用于NYHA分级Ⅰ级患者，急性心力衰竭并非地高辛的应用指征，除非合并快室率的房颤。

（7）伊伐布雷定：该药是窦房结起搏电流（If）的一种选择性特异性抑制剂，以剂量依赖性方式抑制If电流，减少窦房结发放冲动，从而减慢心率，适用于窦性心律的HFrEF患者（LVEF≤35%），使用ACEI或ARB、β受体阻滞剂、醛固酮受体拮抗剂已达推荐剂量，心率≥75 次/分的有症状患者。起始剂量 2.5mg bid，根据心率调整剂量，最大剂量为 7.5mg bid，控制静息心率 60 次/分左右，不良反应包括心动过缓、视力模糊、胃肠道反应。

（8）血管紧张素受体脑啡肽酶抑制剂：血管紧张素受体脑啡肽酶抑制剂作用于 RAAS 和中性肽链内切酶，该类药物 LCZ696 是缬沙坦基团和沙库巴曲相结合的单一物质分子，通过抑制剂脑啡肽酶，增强利尿、尿钠排泄、抗心肌重构，降低心力衰竭恶化住院，心血管死亡和全因死亡，推荐该药物可用于有心力衰竭症状、LVEF≤40%、利钠肽水平增高者，但这类药物启动治疗仍存在一些安全性问题。

（9）正性肌力药物：对阶段 D 难治性终末期心力衰竭患者，可作为姑息疗法应用；对心脏移植前终末期心力衰竭、心脏手术后心肌抑制所致的急性心力衰竭，可短期应用。应用方法：多巴酚丁胺剂量为 100～250μg/min；多巴胺剂量为 250～500μg/min；米力农 20～40μg/min，均静脉给药。

7.其他

（1）积极治疗原发疾病。

（2）心理和精神治疗。

（3）氧气治疗。

（二）慢性 HFpEF 的诊断及治疗

慢性 HFpEF 的病理生理机制尚不明确，目前认为是由于左心室舒张期主动松弛能力受损和心肌顺应性降低导致左心室舒张期充盈受损，每搏输出量减少，左心室舒张末压增高而发生的心力衰竭。HFpEF 可与 HFrEF 同时存在，也可单独存在，其预后与 HFrEF 相似。

1.诊断

①有典型心力衰竭症状和体征；②LVEF 正常或轻度下降≥45%；③有结构性心脏病存在的证据；④脑利钠肽水平升高；⑤心超检查无瓣膜病、心包疾病或肥厚型心肌病、限制性心肌病；⑥老年、女性、糖尿病、房颤、肥胖者多见。

2.辅助检查

心超应综合评估心脏结构和功能，二尖瓣舒张早期心肌速度 e′ 可用于评估心肌松弛功能，E/e′ 与左心室充盈压有关。左心室舒张功能不全的超声心动图证据包括 e′ 减少，E/e′ 增加（＞15），E/A 异常（＞2 或＜1）。

3.治疗要点

ACEI、ARB、β 受体阻滞剂均未被证实对 HFpEF 的预后和病死率有疗效，针对 HFpEF 的症状、并存疾病及危险因素，采用综合治疗。

（1）积极控制血压。

（2）应用利尿剂：通常可以改善充血症状，从而改善心力衰竭的症状和体征。

（3）治疗基础疾病和合并症：控制房颤的心室率，如有可能，积极转复并维持窦性心率；积极治疗糖尿病和控制血糖；地高辛不能增加心肌的松弛，不推荐使用。

（4）血运重建治疗。

第四章　妇产科概论

第一节　妇科疾病常见症状

妇科疾病与其他科疾病不同，有一系列特有症状。在很多情况下，不同的疾病可表现相似的症状，因此必须熟悉妇科疾病的常见症状，结合检查，全面考虑，才能做出正确的诊断。

一、阴道出血

阴道出血是指阴道、宫颈与子宫的出血，以子宫出血最多见。临床表现为月经过多，不规则或持续性出血，接触性出血等，出血量可多可少，出血时间可长可短。发生出血的原因很多。生育年龄妇女于闭经后出现不规则子宫出血，应想到与妊娠有关的疾病，如流产、宫外孕、葡萄胎等。青春期和更年期出血多为神经内分泌功能失调性子宫出血。中年以上妇女出血，可为生殖道良性肿瘤，如子宫肌瘤。绝经后妇女出血，生殖道恶性肿瘤的可能性较大，如子宫内膜癌及宫颈癌。其他外伤、生殖道炎症以及血液病均可引起阴道出血。需详细了解患者的年龄、出血的时间、血量、持续时间、与月经的关系、有无伴发症状等。并要问清末次月经和前次月经日期。

二、白带异常

正常情况下阴道有少量乳白色分泌物，为宫颈与子宫内膜腺体的分泌物，并混有脱落的阴道上皮细胞、白细胞和乳酸杆菌，为无色、无味或蛋清样，呈酸性反应。一般在月经前、排卵期、月经后或妊娠期稍增多。如白带异常或增多，为黄色、脓性、泡沫状、有臭味伴外阴瘙痒及烧灼痛，以滴虫性阴道炎、淋病为常见，亦可见于慢性宫颈炎、老年性阴道炎或子宫内膜炎等。白带呈乳酪状或豆腐渣样，常伴有外阴奇痒，多为霉菌性阴道炎。

血性白带，除见于子宫颈息肉、黏膜下子宫肌瘤等良性肿瘤外，应警惕宫颈癌、子宫内膜癌等恶性肿瘤的可能性。需注意白带的色、量、气味性状及伴随症状等。

三、盆腔肿块

最常见的妇科盆腔肿块是子宫肌瘤与卵巢囊肿，其次为附件炎性包块与卵巢癌等。应仔细询问肿块发现的时期、部位、大小、硬度、活动度、生长速度、有无压痛及并发腹痛等。需与妊娠子宫、腹水及慢性尿潴留鉴别。

四、月经失调

有闭经、月经不规则、月经过多或过少、痛经等。主要为神经内分泌失调所致，其他生殖器肿瘤亦可致月经过多。需了解症状出现及治疗过程。

五、下腹痛

急性下腹痛是妇科急症常见的主诉，大多为卵巢囊肿蒂扭转、宫外孕、急性盆腔炎、痛经及子宫内膜腺肌症等疾病引起。慢性下腹痛常因慢性盆腔炎或肿瘤压迫所致。应详细询问腹痛起病急缓，发生的部位、性质、程度，有无放射痛，与月经的关系，是否并发其他症状如阴道出血、休克、发热等，既往有无发作史。

六、不孕

应了解月经史、婚姻史及双方过去有无慢性疾病如结核、盆腔炎等，做过何种检查治疗。

七、腰痛、下坠

慢性盆腔炎、宫颈炎、子宫脱垂、膀胱或直肠膨出及肿瘤等，均可引起上述症状。

第二节 妇科检查及常用特殊检查

一、基本要求

（1）检查者态度要严肃认真，操作要轻柔。

（2）检查前应嘱患者排尿，必要时需导尿。妇科检查一般取膀胱截石位，少数尿瘘患者需取胸膝卧位。

（3）月经期不做妇科检查，必须检查时需消毒外阴，戴无菌手套操作。

（4）未婚者一般只做肛查，如有检查必要时，应征得家属或本人同意方可做阴道检查。

（5）注意消毒隔离，尤其是检查用器械，防止医源性交叉感染。

（6）男医生检查患者时，需有其他医护人员在场。

二、检查方法

（一）外诊

观察外阴部的发育，阴毛分布与量、阴道口和尿道口情况，有无水肿、炎症、溃疡、皮肤色泽变化、萎缩、畸形、静脉曲张、会阴陈旧裂伤、肿瘤、子宫脱垂或膀胱直肠膨出等。

（二）内诊

1.窥阴器检查

将窥阴器两叶并拢，侧向沿阴道后侧壁缓慢放入阴道内，然后向上向后推进，同时将窥阴器转平并张开两叶，暴露宫颈与阴道壁。观察宫颈大小、颜色、外口形状、有无糜烂、腺体囊肿、息肉、肿瘤或接触性出血，并注意阴道黏膜颜色、皱襞多少，有无炎症、畸形、肿瘤，以及分泌物的量、性质、颜色、有无臭味等。

2.双合诊检查（阴道腹部联合检查）

（1）阴道检查者一手戴无菌手套，以示、中二指沾无菌肥皂液少许后放入阴道内，触摸阴道的弹性、通畅度，有无触痛，畸形、肿物、后穹窿结节及饱满感。

（2）触扪宫颈大小、软硬度、活动度、有无痒痛、肿物或接触性出血等。

（3）检查子宫及附件：用阴道内手指将子宫颈推向后上方，使子宫体向前移位，同时另一手的四指放耻骨联合上方向盆腔内按压，将子宫夹在两手之间，来回移动，可查清子宫的位置、大小、形状、软硬度、活动度及有无压痛。然后将阴道内二指移向侧穹窿，在下腹部的手也移向盆腔的一侧，在内外两手之间检查宫旁组织、卵巢、输卵管，正常输卵管难以扪清，卵巢有时可触及，压之有酸胀感。注意附件有无增厚、压痛或肿块，如有肿块，应进一步查清肿块的大小、形状、软硬度、活动度、有无压痛以及与子宫的关系。

3.三合诊检查（阴道、直肠及腹部联合检查）

以一手指伸入阴道、中指伸入直肠，另一手置于下腹部协同触诊，可查清后倾后屈子宫的大小、子宫后壁情况、主韧带、子宫骶韧带、子宫直肠窝、阴道直肠隔、盆腔内侧壁及直肠等情况，注意有无增厚、压痛及肿瘤。对子宫颈癌患者必须做三合诊检查，确定临床分期，从而选择治疗方法。

4.肛腹诊（肛门、腹部联合检查）

以一手食指伸入直肠，另一手放在下腹部进行检查，适用于未婚妇女。

三、妇科常见特殊检查

（一）白带镜检

用窥阴器或湿棉签取阴道分泌物做涂片，立即在显微镜下检查滴虫、霉菌与淋球菌。

将白带涂于玻片上，革兰染色后镜检，查阴道致病菌及阴道清洁度。阴道清洁度分四度：I度阴道杆菌多，无杂菌及脓细胞。II度阴道杆菌多，有少量杂菌及脓细胞。III度阴道杆菌少，杂菌及脓细胞多。VI度无阴道杆菌，均为杂菌及脓细胞。

（二）宫颈刮片

用刮板沿宫颈糜烂面及宫颈管内口刮一周，轻涂于玻片上，须薄而均匀，放入固定液中，经巴氏染色，查癌细胞，是发现早期宫颈癌的重要方法，适用于门诊常规检查或防癌普查。

（三）活体组织检查

1.宫颈活检

暴露宫颈，拭净宫颈表面分泌物，局部消毒后，用活检钳在肉眼可疑癌变区，尽可能在鳞柱状上皮交界处取材，一般宜做多点活检，即在3、6、9、12点处取材。为了提高诊断阳性率，可在碘试验不着色区域或阴道镜检异常区域多点活检。怀疑有宫颈管癌时，应同时做宫颈管搔刮术，刮出物固定后送病检，是确诊宫颈癌前病变或浸润癌的重要诊断方法。

2.诊断性刮宫及分段刮宫

以1∶1000新洁尔灭液消毒外阴，用碘酒和酒精消毒阴道与宫颈，用子宫探针测定宫腔的深度，然后用小刮匙沿宫腔四壁、宫底及两侧角有顺序地刮除全部内膜，刮出物均送病检。为鉴别子宫内膜癌及宫颈癌或子宫内膜癌累及子宫颈管，必须行分段诊刮，先刮宫颈管，再刮宫腔，刮出物分别装瓶标明送病检。

（四）卵巢功能检查

1.基础体温

早晨醒后用口表测体温，记录并绘成基础体温曲线图，以了解卵巢功能，有无排卵、排卵日期及卵巢黄体功能。一般连续测量3个月以上。正常情况下，月经前半周期（即卵泡期），基础体温较低，约36.5℃，在排卵期更低，排卵后在孕激素的影响下，体温升高至36.5～37℃，直至月经来潮时下降，这种体温曲线的变化称"双相型体温"，表示有排卵，正常黄体期不少于12d，体温上升幅度不低于0.3～0.5℃。如月经周期后半期体温不上升者称"单相型体温"，表示无排卵。如果体温上升后持续3周以上不下降并有闭经，可能为妊娠。

2.宫颈黏液检查

宫颈黏液是颈管内膜分泌细胞分泌的，受卵巢分泌的雌孕激素影响，所以可用宫颈黏液的量、透明度、黏稠性、结晶及上皮细胞的变化，判断卵巢功能，目前临床常用宫颈黏液结晶形态，对诊断不孕症、早孕、闭经及功能性子宫出血等方面有一定应用价值。用镊子或血管钳伸入宫颈管内 0.5cm 处取黏液，置于玻片上，待干燥后，显微镜下检查，观察其出现的各种结晶形态有以下几种。

（1）典型结晶（+++）：涂片满布直而细长，分枝多的典型羊齿叶状结晶，表明雌激素水平高潮，接近或正处于排卵期。

（2）较典型结晶（++）：羊齿叶状结晶宽而粗短且有弯曲，表明雌激素中度影响，见于月经周期第 10 天左右。

（3）不典型结晶（+）：形态较多，或似雨后树枝，分枝短而稀疏。有的纤细而弯曲，似金鱼草状，表明雌激素轻度影响，多见于月经干净后短期内。

（4）无结晶（-）：仅有上皮细胞及白细胞，表明雌激素水平低潮。

（5）椭圆体：比白细胞长 2~3 倍，椭圆形，呈线行多行排列。说明排卵后受孕激素影响，在月经周期第 22 天左右最典型。出现椭圆体，可能为妊娠。

3.子宫内膜检查

于经前 1~3d 或行经初 12h 内取内膜，送病检。如病检结果为分泌期子宫内膜说明有排卵，结果为增殖期宫内膜则无排卵。

4.阴道脱落细胞检查（阴道涂片）

阴道上皮受卵巢内分泌的直接影响，随雌激素、孕激素量的变化而有不同的表现，从而通过阴道涂片检查可了解卵巢功能。阴道上皮细胞角化程度与体内雌激素水平成正比，在雌激素影响下，细胞逐渐达到完全分化成熟，出现核致密、缩小，胞浆嗜酸性染红色。因此，从涂片上的角化细胞指数及核致密指数，反映体内雌激素水平的高低。

由阴道侧壁取材涂片、固定、巴氏染色，镜检角化细胞＜20%为"雌激素轻度影响"。占 20%~60%者为"中度影响"；＞60%者为"高度影响"。正常育龄妇女的阴道角化细胞呈周期性变化，自月经后随卵泡逐渐发育，雌激素逐渐增加，角化细胞渐增多，占 25%~40%排卵期占 50%，此时涂片以嗜酸性胞浆染红色致密核的表层细胞为主，细胞大、平坦、分散、背景清洁。排卵后在孕激素作用下角化细胞减少，10%～20%细胞堆积皱褶，背景模糊。中层细胞增多，并出现圆形底层细胞表明卵巢功能低落。底层细胞<20%时，为"雌激素轻度低落"，占20%～40%者为"中度低落"，>40%为"高度低落"，通过阴道脱落细胞的内分泌检查，为功能性子宫出血、闭经及先兆流产等病例的诊断与治疗提供参考。

（五）探测宫腔

术前准备同前述，将子宫探针徐徐进入宫腔至宫底，以了解宫腔深度、宫腔内壁光滑与否，以及鉴别卵巢肿块与子宫肌瘤。

（六）阴道后穹窿穿刺术

可协助了解子宫直肠陷凹积液性质，如血液或脓液，以诊断宫外孕、盆腔脓肿等。患者取截石位，用窥阴器暴露宫颈及阴道穹窿部并消毒。用宫颈钳夹住宫颈后唇向上提，暴露后穹窿。用18号腰麻针接10mL注射器刺入后穹窿中点2～3cm深，有落空感即可抽吸，如抽出血液，5～6min不凝，为内出血。如为血水或脓液，可能为炎性或肿瘤渗出液，应送镜检、病检及细菌培养。

（七）超声检查

近十年来，随着B超实时超声在妇产科领域的应用，其范围几乎遍及所有疾病，且在不断扩大。通过检查可了解子宫大小、形态、内部回声诊断子宫病变，了解胎心、胎动，能迅速有效地进行早孕、葡萄胎、死胎等的诊断和鉴别诊断。测量胎头双顶径、股骨长等指标，了解胎儿宫内生长发育情况，反映胎盘功能及位置、结构异常，诊断胎儿畸形等。对盆腔肿块的诊断，B超具有不可取代的作用，除能反映肿块大小、形态、囊实性及与周围脏器位置关系，进行诊断和鉴别诊断外，一定程度上还可进行病理诊断。探测宫内节育器了解其位置，排除异常，B超也有良好的效果；进行卵泡发育的监测、穿刺取卵。同时B超还可进行宫腔手术监视指引，在定位吸胚、取绒毛、人工流产、清宫术、节育器异位的取器术及羊膜腔、胎儿脐带穿刺等手术中，具有十分重要的应用价值。

（八）宫腔镜检查

用5%葡萄糖液或32%中分子果糖酐液作为膨宫液，再放入子宫镜，观察宫腔与颈管内病变，必要时取活检，以利于诊断与治疗。

（九）阴道镜检查

阴道镜可将子宫颈阴道部黏膜放大 10～40 倍，可观察到肉眼看不到的子宫颈表皮层较微小的病变，发现子宫颈部与癌有关的异型上皮、异型血管及早期癌变的部位，以便准确地选择可疑部位做活检，以提高阳性检出率，是诊断早期宫颈癌的有效辅助诊断方法。

（十）腹腔镜检查

腹腔镜检查主要用于妇科临床不能确诊的病例，如内生殖器发育异常、肿瘤、炎症、宫外孕、子宫内膜异位症、不孕症及原因不明的腹痛等，利用腹腔镜经腹壁插入腹腔内，直接观察盆腔、腹腔内病变，也可取活检或腹腔液做病检，还可行粘连分离、输卵管绝育及吸取成熟卵子等。

（十一）常用激素测定

β-HCG（绒毛膜促性腺激素 β 亚单位）、E2（雌二醇）、P2（孕二醇）、PRL（胎盘泌乳素）、FSH（促卵泡激素）、LH（促黄体生成素）测定。采用放射免疫法检测。β-HCG 测定对早孕与滋养细胞肿瘤的诊断与随访有很高价值。PRL、E2、P2、FSH、LH 测定以了解卵巢功能，对不孕症、闭经、功能性子宫出血及多囊卵巢综合征等病可协助诊断。

第三节　常用妇科手术

一、卵巢囊肿切除术

取下腹正中切口进入腹腔。进入腹腔后先探查囊肿的性质，如与大网膜、肠管等有粘连，应先行分离。争取将囊肿完整摘除。以防囊液溢入腹腔。对巨大囊肿难于搬出切口外者，可先用套管针刺入囊肿内，抽吸出部分液体使体积缩小再搬至腹腔外切除。切口周围必须用纱布垫加以保护。

卵巢肿瘤蒂扭转者，因静脉瘀血多有血栓形成，为了防止血栓脱落进入血循环，手术中不可立即将蒂松解，而应先将蒂的根部用止血钳夹紧后再松解，然后切除肿瘤。

对小的卵巢囊肿，可行剥除术，保留大部分或部分卵巢。对患有双侧卵巢囊肿者，应尽可能保留卵巢的一些健康组织，以维持其生理功能。

摘除的肿瘤立即剖开检查（必要时及有条件者，应做冰冻切片检查），对有恶性病变者，应切除全部子宫及附件，术后做进一步抗癌治疗。

二、输卵管切除术

多用于输卵管妊娠，有时则因输卵管积水或因其他病变需予以切除者。

输卵管妊娠破裂者，手术时常见腹膜呈紫蓝色，表示腹腔内有大量积血，可先做一小切口，将腹腔内血液吸入预先准备好，置有枸橼酸钠溶液（每100mL血需2.5%枸橼酸钠溶液10mL）的空瓶内。如色较鲜红，表示是新鲜血，用纱布过滤后可即给予患者输用。非新鲜血不得应用。然后扩大切口，进腹腔后，如发现出血未止，可用环钳或止血钳钳夹患侧近子宫角端的输卵管以止血并用做牵引。

从伞端开始，用止血钳紧挨输卵管逐段钳夹、切断输卵管系膜直到子宫角，然后做楔形切口切除输卵管。输卵管系膜作分段缝扎，宫角切口做"8"字缝合，并可先在宫角穿过缝线，再楔形切除输卵管间质部，随即拉紧缝线，这样可减少失血。最后对合前后叶，并将圆韧带缝于宫角的后方，覆盖切口粗糙面，以防粘连。紧急情况下，可不进行最后两个步骤。

三、输卵管卵巢切除术

输卵管卵巢切除术，又名附件切除术，实际是指一侧输卵管卵巢切除。但如病变需双侧切除，一般不保留子宫。方法基本同于输卵管、卵巢切除术。

术中应注意，骨盆漏斗韧带的盆端邻近输尿管，切断时注意勿过于靠近盆壁，以免损伤输尿管。肿瘤较大者，韧带可变短致紧挨输尿管，必要时应先找出输尿管后再行手术。

四、全子宫切除术

此手术多用于切除子宫肿瘤及某些子宫出血和附件病变等，下面介绍经腹部切除全子宫及附件的操作法。

手术时，必须注意勿损伤输尿管，并尽可能减少失血，为此，术者必须熟悉子宫的局部解剖关系，尤其是血管的分布及输尿管的部位和走向。

1.切口

取下腹正中切口，从脐下至耻骨联合上缘。

2.缝扎盆漏斗韧带及圆韧带进入腹腔后先探查，了解病变范围

以有齿止血钳夹子宫两角，用作牵引及阻断子宫动脉上行支血流。用 7 号丝线在距子宫角 2～3cm 处缝扎圆韧带，在稍离开盆壁处（以避开输尿管）双重缝扎骨盆漏斗韧带。骨盆漏斗韧带内有卵巢动脉及静脉丛通过，透光下可看得很清楚，需全部缝扎紧。

3.切断韧带及切开子宫膀胱腹膜反折

提起子宫及缝扎线，剪断骨盆漏斗韧带及圆韧带，子宫方面的血流已在宫角处被阻断，故切断韧带时仅有少量回血，一般不需要另行钳夹止血。剪开骨盆漏斗韧带与圆韧带之间的阔韧带前叶，向前游离，剪开子宫膀胱腹膜反折至对侧。

4.游离子宫体

用手指沿子宫膀胱间疏松结缔组织平面轻轻将膀胱稍向下分离，显露部分宫颈，再稍分离其两旁组织，可显露子宫动脉、静脉。在血管下方距宫颈旁约 2cm 处有输尿管通过。然后剪断宫体两旁阔韧带后叶组织至子宫动脉上方，剪切时多不出血，但应稍离开宫体切断，避免损伤靠近宫体两侧的子宫动脉上行支。至此，宫体即完全游离，两侧仅有少量组织与阴道侧穹窿相连。

5.游离子宫颈

适当用手向头侧提拉子宫，用拇指将膀胱进一步推送至宫颈外口水平以下，同时向两边缓缓推挤开输尿管。如注意向两旁探索，可在距宫颈约 2cm 处扪及一索状物从指尖下滑动，即为输尿管。只要平面准确，推下膀胱多无困难，出血也不多。如有困难，多与进入的平面过深有关，也可能因炎症粘连所致，应查清后再分离。必要时可进行锐性剥离。扪清输尿管所在部位后再处理宫颈两旁组织，对避免损伤输尿管有积极意义。

宫颈两旁静脉丛较丰富，过分用力推挤有时可损伤静脉管壁引起出血，应注意。如静脉破裂出血，用纱布压迫片刻即止血，而钳夹则常使破口扩大，且越来越大，不但不易止血，反易损伤邻近的输尿管。

牵开膀胱，用有齿止血钳把紧贴宫颈的两侧缘将主韧带（阔韧带基底部组织，内有子宫动静脉通过）及子宫骶骨韧带一并夹紧，这样子宫的血运已基本上被阻断，再向上用力牵提子宫，即可阻断来自阴道方面的少量血流。先切断一侧，用 7 号或 10 号丝线缝扎，为安全起见，再将动脉断端用 7 号丝线扎一道，同法处理对侧。操作中除有少量子宫回血外，多不出血。一般经此处理后，即可将子宫切除。如宫颈较肥大，可按同法分两步或三步来游离宫颈，最后切除子宫。我们置单钳于宫颈侧，是为了能离输尿管更远一点操作，增加安全性。

6.切除子宫

在子宫直肠窝填入纱布垫一块，以吸收可能从阴道漏出的分泌物。提起子宫，切开阴道前穹窿，钳夹并提起阴道前壁，从切口塞入一小块纱布，以防止阴道内积液流出，污染盆腔。然后钳夹宫颈前唇向上提，沿阴道穹窿剪开，切除子宫。环切阴道穹窿时，随时注意将宫颈提起，使既利于剪切，而又不与周围接触，防止污染。每切开一段即将阴道断端夹住，以减少出血，并用以牵引，便于切除子宫后缝合。

凡与阴道接触过的器械，用后立即置于污染盆内。

7.缝合阴道断端及盆腔腹膜

切去子宫后，用碘酒、酒精棉球涂擦阴道断端，然后用 1 号或 2 号铬制肠线做"8"字间断缝合或连续缝合。注意缝好断端的两角。最后，仔细检查两侧输尿管的粗细及蠕动情况以及各缝合点有无出血等。如无异常，先连续缝合盆腔腹膜，然后常规关闭腹腔。术毕从阴道内抽去纱布。

第四节 产前检查

一、检查时间

应从确定早孕时开始，除行妇产科检查了解软产道及盆腔内生殖器官有无异常外，测量血压作为基础血压，检查心肺，测尿蛋白及尿糖，测血型；对有遗传病家族史或分娩史者应行"产前诊断"，即绒毛膜培养或抽取羊水行细胞培养，做染色体核型分析，以降低先天缺陷及遗传畸形病儿的出生。首次产前检查应详细询问病史，并进行全面的体格检查，建立病历档案，并配以必要的辅助检查等。

每一个孕妇均需进行产前复诊，应于妊娠 20 周、24 周、28 周、32 周、36 周、37 周、38 周、39 周、40 周进行检查，共做产前检查不少于 9 次。询问前次产前检查后有无异常情况，包括测量体重、血压、宫高、腹围，复查胎位，听胎心率，双下肢有无浮肿，必要时行 B 超检查或血尿常规检查，并给予相应的治疗。凡属高危妊娠孕妇，应酌情增加复查次数。

1.病史

年龄过小易发生难产，年龄过大，>35 岁初孕妇易并发妊娠高血压综合征，产力异常及产道异常而应予以重视。

2.职业

接触有毒物质的孕妇应注意血常规及肝功能变化，以及高温作业妇女，孕后期宜调换工作。

3.推算预产期

问明末次月经。按末次月经第 1 天算起，月份减 3 或加 9，日数加 7。若以阴历推算，月份仍为减 3 或加 9，日数加 15。如孕妇记不清末次月经日期，可根据早孕反应开始出现的时间、胎动开始的时间，手测子宫底高度或尺测耻骨上子宫长度估计。

4.月经史及既往孕产史

了解月经周期，有助于预产期推算更准确。对经产妇，应了解有无难产史、死胎及死产史、分娩方式及有无产后出血史。

5.既往史及手术史

了解有无高血压、心脏病、结核病、糖尿病、血液病、肝肾疾病等，注意其发病时间及治疗情况，了解做过何种手术。

6.本次妊娠经过

妊娠早期有无早孕反应、病毒感染及用药史，胎动开始时间，有无阴道流血、头痛、心悸、气短、下肢浮肿等症状。

7.家族史

询问家族有无结核病、高血压、双胎、糖尿病及其他与遗传有关的疾病。

8.丈夫状况

丈夫的健康情况，有无遗传性疾病史及肿瘤家族史。

二、全身检查

观察发育、营养及精神状态，步态、身高。尤其应检查心脏有无病变；脊柱及下肢有无畸形、骨盆有无狭窄；检查乳房发育情况、乳头大小及有无凹陷，测量血压。注意有无下肢水肿，测量体重，晚期妊娠体重每周增加不应超过500g，超过者多有水肿或隐性水肿。

三、产科检查

包括腹部检查、骨盆测量、阴道检查和肛查。

（一）腹部检查

1.视诊

注意腹形、腹部妊娠纹、手术疤痕及水肿等。腹部过大、子宫底过高者，应想到双胎、羊水过多、巨大儿的可能；腹部过小、子宫底过低者，应想到胎儿宫内发育迟缓、或孕周推算错误。腹部向下悬垂，应考虑骨盆狭窄的可能。

2.触诊

行手测宫底高度、尺测耻上子宫长度及腹围值。随后运用四步触诊法检查子宫大小、胎产式、胎先露、胎方位以及胎先露是否衔接。

第一步手法：检查者面向产妇，双手置于子宫底部，判断子宫底部的胎儿部分，如为胎头则硬而圆且有浮球感，如为胎臀则软而宽且形状略不规则。

第二步手法：检查者面向产妇，两手分别置于腹部左右侧，一手固定，另一手轻轻深按检查，两手交替，仔细分辨胎背及胎儿四肢的位置。高低不平部分是胎儿肢体，平坦饱满为胎背。

第三步手法：检查者面向产妇，右手置于耻骨联合上方，拇指与其他四指分开，握住胎先露部，进一步查清是胎头或胎臀，左右推动以确定是否衔接。

第四部手法：检查者面向产妇足端，两手分别置于胎先露部的两侧，再次核对先露部。

3.听诊

了解胎心情况，胎心音在靠近胎背上方的孕妇腹壁上听得最清楚。正常 120～160 次/min。

（二）骨盆测量

1.骨盆外测量

（1）髂棘间径：孕妇取伸腿仰卧位，测量两髂前上棘外缘的距离。正常值为 23～26cm。

（2）髂嵴间径：取伸腿仰卧位，测量两髂嵴外缘最宽的距离，正常值为 25～28cm。

（3）骶耻外径：取左侧卧位，右腿伸直，左腿屈曲。测量第五腰椎棘突下至耻骨联合上缘中点的距离。正常值为 18～20cm。

（4）坐骨结节间径（出口横径）：取仰卧位，两腿弯曲，双手抱膝。测量两坐骨结节内缘的距离。正常值为 8.5～9.5cm。

（5）耻骨弓角度：两手拇指指尖斜对置于耻骨联合下缘，左右两拇指平放于耻骨降支上，测量两拇指间角度，即耻骨弓角度。正常值为 90°，若＜80°为异常。此角度反映骨盆出口横径的宽度。

2.骨盆内测量

能较准确地经阴道测知骨盆大小，适用于骨盆外测量有狭窄者。测量时，孕妇取仰卧截石位，外阴需消毒。检查者需戴消毒手套并涂以滑润油，动作要轻柔。

（1）骶耻内径（对角径）：为耻骨联合下缘至骶岬上缘中点的距离。正常值为12.5～13cm，此值减去1.5～2cm，即骨盆入口前后径的长度，又称真结合径。方法是检查者一手的示指、中指伸入阴道，用中指尖触到骶岬上缘中点，食指上缘紧贴耻骨联合下缘，另一手食指正确标记此点，抽出阴道内的手指，测量中指尖至此点的距离，即对角径，正常值为11cm。若测量时阴道内的中指尖触不到骶岬，表示此径大于12.5cm。测量时期以孕24周以后，孕36周以前为宜。

（2）坐骨棘间径：测量两侧坐骨棘间的距离。正常值为10cm左右。方法以一手的示、中两指放入阴道内，分别触及两侧坐骨棘，估计期间的距离。

（3）坐骨切迹宽度：代表中骨盆后矢状径，其宽度是坐骨棘与骶骨下部间的距离。将阴道内的示指、中指并排至于韧带上。如容纳3横指（5～5.5cm）为正常，否则属中骨盆狭窄。

3.阴道检查

孕妇早期初诊时均应行双合诊检查，于孕12周前应建立孕期病历；以后定期进行产前复诊。妊娠24周产前检查时应测量对角径。于妊娠最后1个月内及临产前，则应避免不必要的阴道检查。

4.骨盆鉴定（肛查）

于妊娠37周进行骨盆鉴定，以预测分娩方式，还可以了解胎先露，骶骨弯曲度，骶骨岬是否外凸，坐骨棘、坐骨切迹宽度以及骶尾关节活动度。

四、高危儿及胎儿宫内监护

（一）高危儿定义

（1）孕龄＜37周或≥42周。

（2）出生体重＜2500g。

（3）小于孕龄儿或大于孕龄儿。

（4）生后 1min 内 APgar 评分 0～3 分。

（5）产时感染。

（6）高危妊娠产妇的新生儿。

（7）手术产儿。

（8）新生儿的兄姐有严重的新生儿病史或新生儿期死亡等。

（二）B 型超声检查

最早在妊娠第 5 周时即可见到妊娠囊，超声多普勒法在妊娠第 7 周时方能探测到胎心音。

1.基线胎心率 BFHR

120～160 次/min。FHR 变异包括胎心率变异振幅和胎心率变异频率（1min 波动次数，正常≥6 次）。FHR 变异消失提示胎儿储备能力丧失。

2.周期性胎心率

包括加速、早期减速、变异减速、晚期减速。晚期减速是胎儿宫内缺氧的表现。

3.预测胎儿宫内储备能力

无应激试验（NST）：连续记录 20min，至少有 3 次以上胎动伴胎心率加速＞15 次/min 持续＞15s。

（三）缩宫素激惹试验（OCT）

又称宫缩应激试验（CST）若多次宫缩后重复出现晚期减速，FHR 变异减少，胎动后无 FHR 增快，为阳性。本试验在妊娠 28～30 周后即可进行。

五、胎盘功能检查及胎儿成熟度检查

（一）胎盘功能检查

（1）胎动是判断胎儿宫内安危的主要临床指标，以 12h 大于 10 次为正常。

（2）以孕妇尿中雌三醇值＜10mg/24h 尿为危险值。以孕妇随意尿测得雌激素/肌酐

（E/C）比值＜10 为危险值。

（3）孕妇血清游离雌三醇值，若低于 40mmol/L，表示胎儿胎盘单位功能低下。

（4）孕妇血清胎盘生乳素（HPL）值于妊娠足月＜4μg/L，提示胎盘功能低下。

（5）缩宫素激惹试验，无应激试验（NST）无反应（阴性），缩宫素激惹试验（OCT）阳性提示胎盘功能减退。

（二）胎儿成熟度检查

（1）正确推算妊娠周数。

（2）尺测耻上子宫长度及腹围，以估算胎儿大小。

（3）B 型超声检查测得胎头双顶径值＞8.5cm，提示胎儿已成熟；观察胎盘成熟度，根据绒毛膜板、基底板、胎盘光点加以判定。

（4）检测羊水中卵磷脂/鞘磷脂比值＞2，提示胎儿肺成熟。

（5）检测羊水中肌酐值≥176.8μmol/L（2mg/dL），提示胎儿肾已成熟。

（6）检测羊水中胆红素类物质，若该值＜0.02，提示胎儿肝已成熟。

（7）检测羊水中淀粉酶值，以碘显色法测该值≥450U/L，提示胎儿唾液腺已成熟。

（8）检测羊水中含脂肪细胞出现，达 20%，提示胎儿皮肤已成熟。

第五节　妊娠诊断

一、早期妊娠诊断

妊娠是胚胎和胎儿在母体内发育成长的过程，是一个复杂变化而又协调的生理过程。临床上通常将妊娠全过程共 40 周分为 3 个时期：妊娠 12 周末以前称为早期妊娠；第 13～27 周末称为中期妊娠；第 28 周以后称为晚期妊娠。

（一）临床表现

1.停经

月经周期正常的育龄妇女，月经过期 10d 以上，应疑为妊娠。若停经至 8 周，妊娠的可能性更大。哺乳期妇女月经虽未恢复，但也可再次妊娠。

2.早孕反应

停经约 6 周，可出现头晕、乏力、嗜睡、食欲不振、厌油喜酸、恶心、呕吐。至孕 12 周大多数妇女可自行缓解。

3.尿频

前位子宫压迫膀胱所致。

（二）诊断要点

1.症状

闭经史、早孕反应、尿频。

2.体征

子宫颈充血呈紫蓝色（即着色）；子宫体增大、质软，宫体与宫颈似有分离感；孕妇可有乳房轻度胀痛或乳头疼痛，检查时见乳晕着色加深。

3.辅助检查

（1）B 型超声检查：是诊断早期妊娠快速、准确的方法。在宫腔内可见到妊娠囊，为圆形或椭圆形光环，边界清楚，内为无回声区；其内可见到有节律的胎心搏动。在妊娠 5 周时即可出现。

（2）妊娠试验：妊娠后 5～6 周即可应用生物免疫学方法，测定孕妇血清绒毛膜促性腺激素 β（β-HCG）诊断妊娠，可以确诊。临床上常用"早早孕诊断试纸条"检测孕妇晨尿，若为阳性，在白色显示区出现两条红线，可协助诊断早期妊娠；若为阴性，可在 1 周后复查。这种试纸法有一定的假阳性结果，不能作为唯一的诊断标准，应结合查体、B 超或血 β-HCG 等检查结果综合分析，以免误诊。

（3）子宫颈黏液检查：显微镜下可见排列成行的椭圆形体，不见羊齿叶状结晶。

（4）基础体温测定：呈双相型体温，高温相可持续 3 周不下降。

（三）鉴别诊断

在诊断早期妊娠时，对临床表现不典型者，应注意和卵巢囊肿、有囊性变的子宫肌瘤及膀胱尿潴留相鉴别。妊娠试验及超声波可以鉴别。

二、中、晚期妊娠诊断

妊娠中、晚期以后，由于子宫明显增大，可在腹部按到胎体、感到胎动并听到胎心，容易确诊。

（一）病史与症状

有早期妊娠的经过，并逐渐感到腹部增大和自觉胎动。

（二）检查与体征

1.子宫增大

子宫按妊娠周数增大。检查腹部时，可以根据手测子宫底高度及尺测耻上子宫长度判断妊娠周数。宫底随妊娠月份增加不断升高，宫底高度因孕妇的营养、胎儿发育情况、羊水量、单胎、双胎等有差异；正常情况下，孕 36 周宫底最高，至孕足月时略有下降。

2.胎动

胎动是胎儿情况良好的表现。孕妇于孕 18～20 周时开始感到胎动，妊娠周数越多，胎动越活跃，至妊娠末期胎动逐渐减少。正常胎动每小时 3～5 次。

3.胎心

一般于 18～20 周后可听到胎心，速度较快，正常胎心率为每分钟 120～160 次。

4.胎体

于 20 周以后可经腹触摸到胎体；于 24 周以后，触诊可区分胎头、胎背、胎臀和胎儿肢体。胎头圆而硬，有浮球感；胎背宽而平坦；胎臀宽而软，形状不规则；胎儿肢体小且有不规则活动；可通过“四步触诊法”查清胎儿在子宫内的位置。

（三）辅助检查

1.B 超检查

B 型超声波可显示胎儿数目、胎位、有无胎心波动及胎盘位置、羊水量、胎儿有无畸形；胎儿头颅各经线，如胎儿双顶径；胎儿四肢的长度，如股骨长度；脊柱的延续性是否良好，了解胎儿宫内的生长发育情况。

2.X 线检查

近年来，因对胎儿有害已被超声检查所取代，应用极少。

3.胎心监护仪

将探极放于腹壁，可动态显示胎心的频率。

4.胎儿心电图

应用间接法检测胎儿心电图。将一个电极置于子宫底部，另一个电极置孕妇左腿上，可测得孕妇及胎儿两者心电图。一般孕 12 周后能显示较规律的图形，孕 20 周以后的成功率更高。

三、胎产式、胎先露、胎方位

一般在妊娠 28 周之前，由于羊水量较多，胎儿活动范围较大，胎位不固定。妊娠 32 周以后，胎儿生长迅速，与子宫壁接近，胎儿的姿势和位置相对固定。

胎儿在子宫内的位置不同，有不同的胎产式、胎先露及胎方位。胎儿位置与母体骨盆的关系，对分娩经过影响很大，尤其在妊娠后期至临产前，尽早确定胎儿在子宫内的位置，以便及时纠正异常胎位。

1.胎产式

为胎儿纵轴与母体纵轴的关系。两纵轴平行者称纵产式，占足月妊娠分娩总数的99.75%；两纵轴垂直者称横产式，占足月妊娠分娩总数的 0.25%；两纵轴交叉成角度者称斜产式，为暂时的，在分娩过程中多数转为纵产式，偶尔转为横产式。

2.胎先露

最先进入骨盆的胎儿部分称胎先露。纵产式有头先露、臀先露。横产式为肩先露。头先露因胎头屈伸程度不同，又分为枕先露、前囟先露、额先露及面先露，臀先露因臀与胎手或胎足同时入盆，称复合臀先露。又分为单足先露及双足先露。偶见头先露或通过腹部视诊、腹部触诊和阴道检查、B超检查，确定胎产式、胎先露及胎方位。

第六节　常用产科手术

胎头吸引器及产钳都是用牵引的方法协助胎儿娩出的器械。胎头吸引术较易掌握，并较安全，是目前使用较多的一种助产方法。

1.手术适应证

（1）宫缩乏力，第二产程延长。

（2）患有心脏病、肺结核、妊高征或有前次剖宫产史等，不宜产时过分用力者。

（3）前置胎盘、胎盘早剥、脐带脱垂及胎儿宫内窒息等。

（4）持续性枕后位，分娩进展过于缓慢者。

（5）剖宫产胎头娩出有困难时，可用产钳协助。

2.手术条件

（1）宫颈口必须开全，否则易造成产道撕裂；经产妇组织松软，必要时在宫口近开全时即可进行手术。

（2）儿头必须"衔接"，头的位置越低，手术越安全。

（3）胎膜未破者，应在手术前刺破。

（4）必须为活胎儿，死胎可等待自产或穿颅。

一、胎头吸引术

（一）术前准备

患者取膀胱截石卧位，消毒外阴、导尿，不做会阴切开者一般不需要麻醉。初产大都需切开会阴，手指聚拢如圆锥状，涂消毒浸润剂后慢慢伸入阴道，进一步探查宫颈口开大情况及儿头位置的高低及方位。胎头方位多由检查前囟门的部位或耳郭的方向来确定。阴道较紧者，可用手指在阴道内轻轻来回旋转扩张，便于胎头通过。

（二）手术步骤

在一手引导下，将吸引器徐徐送入阴道，紧贴儿头颅顶部。注意勿夹住阴道软组织、宫颈或脐带等。

用 50～100mL 注射器，分数次从橡皮管抽出空气共约 150mL，将橡皮管夹紧，使吸筒内产生负压牢附于儿头上。听胎心，异常，可在阵缩时缓缓牵引。开始稍向下牵引，随儿头的下降、会阴部有些膨隆时转为平牵，当儿头枕部露于耻骨弓下，会阴部明显膨隆时，渐渐向上提牵。吸筒应随儿头的旋转而转动。在儿头双顶间径平面娩出时，可松开止血钳，消除负压，取下吸筒，用手助儿头娩出。

牵引时若听到"嘶嘶"声，说明漏气，可能与放置或牵引方向不妥有关，可稍螺旋移动吸筒，或重新抽出一些空气后再牵引。牵引方向也可稍予改变。必要时取下重新放置。

胎头吸引可造成胎儿头皮水肿，但多在产后 24h 内消失。但负压过大，或吸引时间过长、吸筒吸附位置不当，可产生头皮水泡、脱皮或头皮血肿，须较长时间才能消退、愈合。严重时，胎吸可造成胎儿颅内出血，应加以预防。

二、产钳术

产钳曾是唯一用来牵出活胎儿的器械，较胎头吸引器难于掌握，若使用不当，可造成母婴创伤。目前，多在胎头吸引术未成功时，才考虑应用。

（一）产钳术分类

根据儿头在盆腔内位置的高低，分为高位、中位及低位产钳术。

高位是指儿头未衔接时上产钳，危险性大，已不采用。胎头衔接后上产钳，称中位产钳术。目前也很少采用。儿头颅顶骨最低部位（不是先锋头的最低部分）降达会阴部时上钳，称低位产钳术。儿头显著于阴道口时上产钳，为出口产钳术。尤其是出口产钳术，困难较小，较安全。

（二）术前准备

同吸引术。均需会阴侧切，且切口宜大。

（三）手术步骤

产钳分左右两叶，操作时左手握左叶，置入产妇盆腔的左侧，右叶反之。手术分为产钳的置入、合拢、牵引与下钳几个步骤。术前必须导尿。现以枕前位的产钳术为例介绍。

（1）置入前先检查器械。先放钳的左叶，后放右叶，才能扣合。用左手握右叶，涂上润滑剂，右手做引导，缓缓送入阴道。儿头位置低者，用食、中二指做引导即可；位置较高者，须将手的大部分伸入阴道做引导。

开始置入时，钳与地面垂直，钳的凹面向着会阴部，经阴道后壁轻轻插入，在右手的引导下，顺骨盆的弯度慢慢前进，边前进边移向骨盆左侧，放到胎头的左侧面。放妥后取出右手，此时叶柄与地面平行，可用左手的无名指及小指托住，或由助手托住。然后以同样的方法，用右手握产钳的右叶，在左手的引导下慢慢送入阴道，置于儿头的右侧面。

（2）合拢。如两叶放置适当，即可顺利合拢，否则可略向前后上下移动使其合拢，并使两柄间始终保持约一指尖宽的距离，不要紧靠，以免过度压迫胎头。若合拢不易，表示放置不妥，应取出重放。合拢后注意听胎心音，倘有突变，说明可能扣合过紧或因夹住脐带所致，应松开详细检查。

（3）牵引及下钳合拢后如胎心音正常，可开始牵引。牵引应在阵缩时进行，用力应随宫缩而逐渐加强，再渐渐减弱。阵缩间歇期间应松开产钳，以减少儿头受压，并注意听胎心音，牵引方向随儿头的下降而改变。

儿头"着冠"后，可取下产钳。取钳顺序与置入时相反，先下右叶，再下左叶，然后用手助儿头娩出。要注意保护会阴。

（四）注意事项

（1）为了防止牵引时因用力过度而造成创伤，术者应坐着牵引，双臂稍弯曲，双肘挨胸，慢慢用力。切不可伸直双臂、用足蹬踩产床猛力进行牵引，以防失去控制，重创母婴。臂力不足者，可站立牵引，但对用力及牵引方向应很好掌握。

（2）情况较急者，应尽快娩出胎儿，但决不可粗暴操作。一般情况下，应随阵缩做牵引，大都需时 15～20min。出口产钳术多数可在数分钟内结束分娩。

（3）牵引时勿紧扣产钳两柄，可在两柄间夹入小块纱布，以减少对胎头的压迫。

（4）遇有困难，应详细检查，酌情重新考虑分娩方式，切忌强行牵引。必要时可改行剖宫产术。

（5）术后注意观察宫缩及流血情况，检查宫颈及阴道，如有撕裂，应立即缝合。

（6）产程长，导尿有血尿者，可留置导尿管，并酌用抗感染药物。

（7）仔细检查新生儿，给止血药并预防感染。

三、剖宫产术

剖宫产是经腹部取胎的手术。考虑手术时，应从母婴的安全出发，如不能兼顾，应以母亲的安全为主。

（一）手术适应证

（1）头盆不称较明显，可在临产时或在临近预产期时手术；相对的头盆不称，可先试产，如不成功再手术。

（2）有前次剖宫产史者，应根据前次的手术原因、手术方式和时间（一般在术后 3 年以上试产较安全）等，进行全面分析，决定处理方法。如试产，应严密观察，并做好剖宫分娩的准备。试产时间的长短，决定于分娩的进展，一般以不超过 12h 为宜。如进展缓慢或无进展，或出现子宫破裂先兆者，应及时手术。距前次剖宫产时间短，或做过"子宫体部"剖宫产者，试产时间应适当缩短。

（3）前置胎盘及胎盘早剥流血多而宫口未开者，应考虑手术。

（4）重度妊高征、妊娠合并心脏病、胎位异常、高龄初产、巨大儿和脐带脱垂等。

（5）宫缩乏力经催产素静滴引产无进步者，或家属坚决要求手术者。

（6）软产道异常，如子宫下段肌瘤、卵巢囊肿、阴道横隔等。

（二）术前准备

（1）做普鲁卡因、麦角新碱及催产素等过敏试验，并做好输液、输血（必要时）及婴儿窒息急救等准备。危重病者，应先进行必要的救治。其他同一般剖宫手术，但禁用吗啡，以免引起胎儿窒息。

（2）消毒腹壁前先导尿，并留置导尿管。

（3）临手术前再听一次胎心音，必要时再做一次肛指检查。如发现分娩有进展，胎儿有从阴道娩出可能者，应暂停手术，做进一步观察。

（三）手术方式

分子宫体部剖宫产（古典式剖宫产）、子宫下段式剖宫产及腹膜外剖宫产三种。现以子宫下段式剖宫产最为常用。

子宫下段式剖宫产术：此手术需先剪开子宫膀胱腹膜反折，推下膀胱暴露子宫下段后，才能切开宫壁取婴，故操作上较复杂。由于切口位于子宫的被动段（下段），前面还覆有膀胱，因而愈合均较好，在再孕分娩时破裂的发生率较体部剖宫产术低，加上术时出血、对腹腔脏器的骚扰及感染的扩散机会均较少等，故决定剖宫取胎时，应尽可能采用此手术方式。

手术步骤有以下几方面。

（1）腹壁切口自脐下 4～5cm 处起，切至耻骨联合上缘，长 10～12cm。亦有取下腹部弧形切口者。

（2）切开子宫膀胱反折腹膜进腹腔后，提起子宫膀胱腹膜，于腹膜反折下方 1～2cm 处做一长约 12cm 的弧形切口。

切开反折腹膜后，先向上游离至反折处，便于最后缝合，然后沿膀胱宫颈间疏松结缔组织平面，用手指将膀胱轻轻向下剥离约 4～5cm，再向两侧游离至近子宫侧缘处，显露子宫下段。

（3）切开子宫下段牵开膀胱，在距反折切开处下方 2～3cm 处，先做一长约 3cm 横切口。临产时间越长，子宫下段肌壁越薄，有时仅厚 2～3cm。用刀缓缓切开（注意勿损伤胎儿），至显露胎膜时破膜并吸尽羊水。用绷带剪向两边延伸，使成一长约 12cm 弯度向上的弧形切口。也可伸入手指顺纤维方向轻轻分开至接近子宫下段侧缘处，如认为开口不够大，可在两端弧形向上剪开扩大之。切勿向两侧直线剪开，以免损伤大血管。

（4）胎儿娩出伸手入宫腔，将胎儿头枕部转朝上，然后将胎儿头向上提，另一手在腹外自宫底向下推压，胎儿头多可顺利娩出。取胎儿时，可暂移去拉钩，以利于操作。

胎儿头娩出困难时，可用产钳的一叶将其娩出，必要时用双叶夹取，置入方法同产钳术。

如胎儿手同时露于切口，应设法推开，以免增加胎儿头娩出时的困难。

如因估计不足，切口不够大，致胎儿头娩出有困难时，可速在原切口上缘正中做纵行切开，以扩大切口。切忌强行牵拉，以免造成裂伤，万一撕破宫旁大血管，可造成不易控制的大出血，应注意预防。

牵出胎儿头时，切勿慌张而操之过急。如用产钳，必须轻轻置入，缓缓牵出。遇胎儿头深入盆腔，取出发生困难时，可由台下助手戴消毒手套自阴道内向上推顶儿头。

胎儿头娩出后，可先清除其口内黏液，使呼吸道通畅，随即慢慢牵出儿体，然后用手取出胎盘胎膜。宫腔内用干净纱布擦拭 1～2 遍。遇胎膜早破者可先用碘酒纱布宫腔内擦拭。再用 75%酒精纱布擦拭一遍，对预防术中污染有一定帮助。宫壁注射麦角新碱及催产素 10～20U 切口可用环钳夹住止血，同时用以牵引，便于缝合。

（5）缝合子宫切口用 1 号铬制肠线作 2 层缝合。里层做间断或连续缝合，不穿过内膜，外层作连续缝合，最后连续缝合子宫膀胱反折腹膜。检查无出血，清除盆腔内积液、积血，清点纱布无误后，关闭腹腔。

第五章　健康管理概论

第一节　健康管理基本概述

一、基本概念

（一）健康

健康的概念是一个不断发展与完善的过程。世界卫生组织（WHO）在 1948 年成立之初就指出"健康不仅是没有疾病和不虚弱，而且是身体、心理、社会功能三方面的完满状态"。也就是说，随着社会的发展及科学的进步，医学模式已从单纯的"生物医学模式"转向了"生物-心理-社会医学模式"，健康的概念也随之发生变化，以适应新医学模式。健康具有身体、心理、社会功能三个基本维度。1990 年，WHO 对健康的阐述是"健康不仅是没有病和不虚弱现象，而且是躯体、心理、社会与社会适应能力和道德的健全"。评估个体是否健康，应该从躯体、心理、社会与社会适应能力和道德四个维度来进行。

生理健康是指身体各个机能、器官正常，各项健康的指标符合标准，没有出现不适的状况。有一些比较明确的标准，如身高、体重等生长发育指标，体温、脉搏、腰围、血压、心率、肺活量等体格指标，血常规、血糖、血脂、肝肾功能等化验指标，以及心电图、胸部 X 线片、B 超、CT 等特殊检查指标。生理健康是其他健康维度的基础。

心理健康以生理健康为基础，是人体健康的重要维度。健康的心理会促进生理的健康，不良的心理会导致生理机能的下降，甚至患病、死亡。判断心理是否健康有三项原则：即心理与环境的同一性、心理与行为的整体性及人格的稳定性。世界卫生组织提出的心理健康标准有三方面：①具有健康心理的人，人格完整，自我感觉良好，情绪稳定，且积极情绪多于消极情绪；有较好的自我控制能力，能保持心理平衡；自尊、自爱、自信，有自知之明。②能够独处，有充分安全感，能保持正常人际关系，能受到别人的欢迎和信任。③对未来有明确的生活目标，有理想，有事业追求，能踏实工作，不断进取。

适应能力是指个体与环境在适应过程中所表现出来的个性特征，个人为与环境取得和谐的关系而产生的心理和行为变化。一般认为社会适应能力包括个人生活自理能力、基本劳动能力、选择并从事某种职业的能力、社会交往能力等方面。它有三个基本组成部分：①个体。社会适应过程的主体。②情境。与个体相互作用，不仅对个体提出了自然的和社会的要求，而且是个体实现自己需要的来源。③改变。它是社会适应的中心环节，不仅包括个体改变自己以适应环境，还包括个体改变环境使之适合自己的需要。个体在遇到新情境时，一般有问题解决、接受情境和心理防御三种基本的适应方式。良好的环境适应能力是一个人综合素质的反映，与个人的思想观念、道德品质、知识技能、创造能力等密切相关。

道德可简单解释为做人的道理和应有的品德。道德健康的内容是指不能以损坏他人的利益来满足自己的需要，能按照社会认可的行为规范来约束自己及支配自己的思维和行动，具有辨别真伪、善恶、荣辱的是非观念和能力。道德良好是增进社会安全、有益于人体健康的重要内容，为人们的健康创造了社会环境。道德健康的最高标准是"无私利他"，基本标准是"为己利他"；不健康的表现是"损人利己"和"纯粹害人"。

（二）疾病

疾病是机体在一定病因的损害性作用下，因自稳调节（Homeostatic Control）紊乱而发生的异常生命活动过程。疾病会引起各种症状、体征和行为异常，特别是对环境适应能力和劳动能力的减弱甚至丧失。疾病有以下基本特征：①疾病是有原因的。疾病的原因简称病因，它包括致病因子和条件。目前虽然有些疾病的原因还不清楚，但是随着医学科学的发展，迟早会被阐明的。②疾病是一个有规律的发展过程。在其发展的不同阶段，有不同的变化，这些变化之间往往有一定的因果联系。③疾病发作时，体内发生一系列的功能代谢和形态结构的变化，并由此而产生各种症状和体征，这是我们认识疾病的基础。④疾病是完整机体的反应，但不同的疾病又在一定部位（器官或系统）有它特殊的变化。⑤疾病发作时，机体内各器官系统之间的平衡关系和机体与外界环境之间的平衡关系受到破坏，机体对外界环境适应能力降低，劳动力减弱或丧失。了解疾病的概念与特征有助于我们了解在疾病发生、发展过程中，健康管理所起到的作用。

（三）亚健康

通常人们所说的疾病是指狭义的疾病，是指具有一定诊断标准的，有具体名称的疾病（包括综合征）。而广义的疾病是针对健康而言的，也就是说只要不符合健康的定义，就可以认为个体处于疾病状态。基于健康和疾病（狭义）的认识，有相当一部分人的症状既不属于健康范围，也不能满足疾病的诊断标准，因此提出亚健康的概念。亚健康（Subhealth）是指"人体处于健康和疾病之间的一种状态"。处于亚健康状态者，不能达到健康的标准，表现为一定时间内的活力降低、功能和适应能力减退的症状，但不符合现代医学有关疾病的临床或亚临床诊断标准。亚健康是健康管理的重点人群，经过科学的健康管理，可以阻止亚健康状态向疾病发展，促使亚健康状态回归健康状态，促进身体健康。

二、健康管理基本理论

（一）健康管理的科学依据

1.健康和疾病的动态变化关系

健康和疾病的动态平衡关系及疾病的发生、发展过程和干预策略是健康管理的科学基础之一。个体从健康状态到疾病状态要经历一定的发生和发展过程。这个过程从健康状态开始，从进入低危险状态到高危险状态，然后再到发生早期改变，最后出现临床症状。疾病被诊断之前的阶段，若为急性传染病，则这一过程可以很短；若为慢性病，则过程通常较长，往往需要几年至十几年，乃至几十年的时间。慢性病期间的健康状况变化多数不被轻易地察觉，各阶段之间也并无明显界线。在被确诊为疾病之前进行有针对性的干预，有可能比较容易阻断、延缓甚至逆转疾病的发生和发展，恢复到健康状态，从而实现维护健康的目的。

2.大部分危险因素是可以预防和改变的

世界卫生组织指出，高血压、高血脂、超重及肥胖、缺乏身体活动、蔬菜和水果摄入量不足以及吸烟，都是引起慢性病的重要危险因素。这些危险因素导致的慢性病目前难以治愈，但其危险因素本身却是可以通过改变行为生活方式进行预防和控制。慢性病的危险因素中，大部分属于可改变因素，这为健康风险的控制提供了第二个重要的科学基础。因此，健康管理就是要对这类危险因素进行早期发现、早期评估和早期干预，以实现维护健康的目的。

（二）管理学基本理论

管理学基本理论是健康管理的重要学科基础。管理就是对一个组织所拥有的各种资源进行计划、组织、领导和控制，用最有效的方法实现组织目标的过程。这一定义中，有以下几点需要说明。第一，"组织所拥有的各种资源"主要包括人力资源、财力资源、物力资源、时间资源、信息资源、技术资源。管理需要资源作支撑。第二，"计划、组织、领导和控制"就是管理的职能，传统的管理职能可以细分为计划、组织、指挥、协调和控制五大职能。随着社会发展和技术进步，我们把计划、组织、领导、控制和创新作为管理的新的五大职能。第三，"用最有效的方法"是指管理活动中要遵循其客观规律，在此基础上运用科学的方法、技术和手段，不断创新管理体制与机制，达到高效益的目的。第四，"实现组织目标"就是指管理活动具有目的性。管理者有一个很重要的任务就是协调组织成员的个人目标，使其与组织目标一致，完成组织目标，同时实现组织成员的目标。

健康管理就是应用管理学基本理论与方法对健康进行管理。管理的目的是使有限的资源得到最大化的利用，即以最小的投入获得最大的效用。健康管理可以理解为健康管理机构或人员利用各种资源，进行计划、组织、领导和控制，通过健康信息收集、健康风险评估和行为干预等有效的方法，改善个人和人群健康状态以收获最大健康效益的过程。

三、健康管理的基本内容与步骤

（一）健康管理的基本内容

健康管理的基本内容包括认识健康状况、树立健康理念和建立健康行为。

1.认识健康状况

在健康管理理念下采用现代医学和管理学方法，对个体或群体的健康进行监测、分析、评估，并及时反馈给服务对象，让管理的个体或群体系统全面地了解自我健康状况，帮助服务对象找出影响健康的危险因素，评估发病的概率。

2.树立健康理念

健康管理人员根据服务对象的健康状况，有针对性地改变服务对象对疾病与健康的认识。通过为服务对象提供健康教育、传授健康知识与技能，使其树立正确的健康理念；通过健康咨询、交流与指导等手段，帮助和鼓励服务对象建立健康的生活方式和习惯。

3.建立健康行为

健康管理的服务个体或人群，在健康管理师的帮助下，在认识健康状况、树立健康理念的基础上，进一步在生活上采取行动，做出改变。根据自己的实际健康状况与风险，改变自己的生活方式与习惯。在科学方法的指导下，戒除不良习惯，建立健康的生活方式，减少危害健康的风险因素。

建立健康行为是健康管理最重要的内容，也是健康管理的重要目标。

（二）健康管理的基本步骤

健康管理包括健康信息收集、健康风险评估、健康干预三个基本步骤。

1.健康信息收集

健康管理信息来源主要有三个方面：①各种卫生服务过程记录。通过查看卫生服务过程记录表单获取信息。在卫生服务过程记录中，最常见的是体检记录。另外，还有门诊、住院等医疗服务记录，疾病控制与管理记录，妇女、儿童等预防保健记录。②专题调查记录。通过访谈、问卷和观察法获取的各类健康信息，如慢性病的随访调查记录等。③便携式电子设备及可穿戴设备获取的健康数据。随着信息技术的发展与应用，便携式电子设备及可穿戴设备得到广泛使用，为收集健康信息提供了极大的方便，丰富了健康行为数据的数量和种类，为健康大数据分析提供了数据来源。

收集的健康信息包括服务对象的人口学信息、基本健康信息（一般情况、健康状况、健康史、家族史等）、职业特点、生活方式、心理情况、体格检查、实验室检查、慢性病随访情况等。通过收集的健康信息，建立个人或群体健康档案，为后续健康风险评估提供数据。

2.健康风险评估

健康风险评估（Health Risk Assessment，HRA）是对个体的健康状况及未来患病和（或）死亡危险性的量化评估。健康风险评估是一种分析方法或工具，用于描述或估计某一个体或群体未来发生某种特定疾病或因某种特定疾病导致健康损害甚至死亡的可能性。健康风险评估对危险因素进行量化，同时对个体或特定群体的健康状况及未来患病和（或）死亡危险性做量化评估，构建了健康风险因素与健康结果的数量依存关系，获得发病的可能性或概率。健康风险评估不是临床疾病的诊断，也不能代替临床疾病的诊断，是未来患病和（或）死亡的可能性或概率。健康风险评估有信息收集、危险度计算和评估报告三个基本模块，通过前期收集的健康信息，根据各种风险评估模型，运用一定的方法计算危险度，最终获得评估报告。健康风险评估的结果作为健康干预的依据。

在健康管理的学科发展过程中，涌现出许多健康风险的评估方法。传统的健康风险评估一般以死亡为结果，多用来估计死亡概率或死亡率。近年来，健康风险评估技术的研究重点指向发病或患病可能性的预测方面，以疾病为基础的患病危险性评估逐步取代传统的以死亡为目的的风险评估，患病风险比死亡风险更能帮助个人了解风险因素的作用，有助于高效地实施控制措施。

3.健康干预

健康干预即健康咨询与指导，有计划地干预、管理健康。在前面两个步骤的基础上，以多种形式帮助个人采取行动，纠正不良的生活方式和习惯，控制健康危险因素，实现个人健康管理计划的目标。健康干预与一般的健康教育和健康促进的不同之处在于，健康管理中的健康干预是个性化的，是根据个体的健康危险因素，由健康管理师进行个体指导，设定个体目标，并动态追踪效果，通过个体健康管理日记、参与专项健康维护课程及跟踪随访措施来达到改善健康的效果。健康干预的具体方式包括个人健康咨询、个人健康管理后续服务、专项健康与疾病管理服务。

（1）个人健康咨询。在了解健康情况及进行风险评估后，可以为个体提供不同层次的健康咨询服务，如咨询当地健康管理服务中心或个人健康管理师，通过电话或面谈进行一对一的指导，让服务对象了解自己的健康状况和疾病的危险因素、了解提高健康水平的具体措施、确定预防疾病发生的具体方案。其内容主要包括解析个人健康信息、评估健康检查结果、提供健康指导意见、制订个人健康管理计划和制订随访跟踪计划等。

（2）个人健康管理后续服务。个人健康管理后续服务是健康管理计划实行的监督、保证与完善步骤，具体根据被服务人群或个体的需求，结合实际的医疗资源实施。其内容和方式主要包括以现代信息技术为基础建立平台，对个体健康信息进行查询、做出指导、定期寄送健康管理消息，以及提供个性化的健康改善计划。监督随访则是检查健康管理计划的实现情况，并检查主要危险因素的变化状况。此外，健康教育课堂也是后续服务的重要措施，在营养改善、生活方式改变和疾病控制方面有良好的效果。

（3）专项健康与疾病管理服务。对于特殊个体或专属人群，可根据特定的健康目标或疾病的预防指向为其提供专项健康与疾病管理服务。对于已经患有慢性病的个体，可针对特定疾病或危险因素为其提供专项服务，如糖尿病管理、血脂管理、心血管疾病危险因素管理、精神压力缓解、戒烟、运动、减重、营养和膳食咨询等。对于没有慢性非传染性疾病的个体，可为其提供的服务也很多，如个人健康教育、生活方式改善咨询和疾病高危人群的教育等。

健康管理就是通过健康信息收集、健康风险评估和健康干预等控制健康风险，从而达到维护健康的目的。对个体而言，健康管理的基本程序是在收集个人健康信息的基础上，通过对疾病危险性的评估，形成疾病危险性评估报告，实施健康干预，即健康信息收集、健康风险评估和健康干预。其中，健康信息收集和健康风险评估旨在提供有针对性的个性化健康信息，以调动个体降低自身健康风险的积极性；而健康干预则是根据循证医学的研究结果指导个体维护自己的健康，降低已经存在的健康风险。对群体而言，健康管理可以汇总、评价群体的健康信息，梳理群体的疾病、健康危险因素的状况，形成群体健康管理咨询报告，为分析群体健康需求提供必要的参考依据，为有效实施群体健康管理提供必要的支持。健康管理的这三个步骤是一个总的原则，应综合不同的危险因素和差异，制定个体化的健康管理方案，并积极地采用现代信息管理技术等多种管理手段以达到全过程、细致化的健康干预。需要强调的是，健康管理是一个长期的、连续的过程，即在实施健康干预措施一定时间后，需要评估效果、调整计划和干预措施。只有周而复始、长期坚持，才能达到健康管理的预期效果。

第二节 健康危险因素与评估

一、健康危险因素概述

（一）健康危险因素概念

健康危险因素（Health Risk Factor），也称健康相关危险因素，是指能使人们发生疾病或死亡危险性增加的因素，或者是能使人们健康不良后果发生的概率增加的因素，包括个人特征、环境因素、生理参数、疾病或临床前疾病状态等。个人特征包括不良的行为（如吸烟、运动不足、膳食不平衡、酗酒、睡眠不足、心理压力大、吸毒、迷信、破坏生物节律等）、疾病家族史、职业等。环境因素包括暴露于不良的生活环境和生产环境等。生理参数包括有关实验室检查结果（如血脂异常）、体型测量（如超重、肥胖）和其他资料（如心电图异常）等。全面了解和掌握健康危险因素的相关知识是开展健康管理活动必备的知识基础和核心技能。

（二）健康危险因素因果关系与特点

危险因素是一种危险信号，是那些受其暴露后患病危险性增加的因素。它的出现在先，某些健康问题（疾病）跟随在后，因此，它可以是其后出现疾病的原因，但可以不是主要原因，或者是伴随因素。由于种种条件，在某危险因素出现后，相应的健康问题（某种疾病）不一定出现或不一定马上出现，有时需经过一个较长的潜伏（或潜隐）期，需要该危险因素的反复多次作用，有时还需要其他危险因素的共同参与或顺次参与等。尽管如此，并不是每个个体当具有某种或某些危险因素之后，都一定会出现相应的健康问题（疾病），这里还存在一个统计学上的概率问题。

1.因果关系的多样性

（1）单因单果。即一种危险因素只引起一种健康问题或疾病，一种健康问题只由一种危险因素引起，该危险因素既是必要的又是充分的。但是现代疾病，特别是慢性非传染性疾病中，单因单果的危险因素几乎不存在。即使存在必要病因的传染病，其病因也不是单一的，因为除病原体外，还需要宿主易感性等因素，疾病才会发生。

（2）单因多果。即一个危险因素可引起多种健康问题或多种疾病，单因多果的现象是常见的。比如，吸烟是肺癌、心脏病、慢性支气管炎等多种疾病的危险因素。单因多果的关系揭示了危险因素的多效应性，指出了对某个危险因素进行干预可以预防多种不同疾病的可能性。

（3）多因单果。即多种危险因素可以引起一种健康问题或一种疾病，多因单果的现象也是常见的。如高血压、高血脂、糖尿病、吸烟、肥胖等均是冠心病的危险因素。多因单果的关系揭示了危险因素的多因性，指出了控制某种健康问题或疾病的发生和发展可多管齐下的可能性。

（4）多因多果。由于单因多果和多因单果的存在，多因多果的现象必然存在。如高血压、高血脂、吸烟、肥胖等均是冠心病的危险因素，同时是脑卒中等其他疾病的危险因素。不同健康问题或疾病的多个危险因素可以完全相同，但多数情况下只是部分相同。多因多果的病因现象增加了识别危险因素的复杂性和不确定性，同时揭示了多种途径预防疾病的可能性。

因果关系的多样性、复杂性还体现在不管是上述哪一类因果关系，在因和果的通路上，都存在直接和间接的危险因素，即有些危险因素可直接导致疾病的发生，而另一些危险因素则需通过作用于一个或多个其他危险因素，并由后者直接引起疾病的发生。直接的危险因素与间接的危险因素存在着一定的关系，切断危险因素的任何环节都可以达到预防疾病的目的。

2.健康危险因素的特点

（1）潜伏期长。在危险因素暴露与疾病发生之间常存在较长的时间间隔，人们一般要经过多次、反复、长期接触后才会发病，潜伏期因人因地而异，并且受到很多因素的影响。

（2）特异性弱。许多危险因素的广泛分布及混杂作用，在一定程度上削弱了危险因素的特异性作用。特异性弱，使得一种危险因素与多种疾病相联系。特异性弱也可以表现为多种危险因素引起一种慢性病。

（3）联合作用。随着大量危险因素越来越多地进入人类的生产生活环境，导致人类健康危险因素的多重叠加。单因多果、多因单果、多因多果、因果关系链和因果关系网络模型的提出，提示人们多种危险因素联合作用的大量存在。

（4）广泛存在。危险因素广泛存在于人们日常生活和工作环境之中，各因素紧密伴随、相互交织。其健康危害作用往往是潜在的、不明显的、渐进的和长期的。

慢性病产生的各种危险因素及与慢性病之间的内在关系已基本明确。慢性病的发生、发展一般遵从正常健康人→低危人群→高危人群（亚临床状态）→疾病→并发症的自然规律。从任何一个阶段实施干预，都将产生明显的健康效果，干预越早，效果越好。

（三）健康危险因素分类

健康危险因素没有统一的分类方法，其范围很广。健康危险因素有外界的包括物理的、化学的、生物的，有精神的，有社会经济的，也有内在的遗传因素。世界卫生组织列举了全球主要健康危险因素：儿童期和孕妇低体重、不安全的性行为、高血压、吸烟、过量饮酒、不安全的饮用水、不安全的卫生设施和卫生习惯、高胆固醇、来自固体燃料的室内烟雾、铁缺乏、超重与肥胖等。

1.按是否可改变分类

按是否可以改变分为不可改变的危险因素（Non-modifiable Risks）和可改变的危险因素（Modifiable Risks）。通常，慢性病的危险因素由不可改变和可改变的危险因素组成。不可改变的危险因素主要包括家族遗传史、年龄、性别、种族等。可改变的危险因素主要包括心理不健康、不良生活方式（吸烟、身体运动不足、膳食不平衡）等，这些因素与个人健康状况和（或）个人慢性病风险有密切的联系。在所有健康危险因素中，大部分因素是可控的。健康危险因素按是否可改变分类，可以指导健康管理干预方向，关注可改变的危险因素，加大可控因素的控制力度，对于防控疾病，尤其是慢性病至关重要。按是否可改变分类，既承认生老病死的自然规律，又能积极发挥人的主观能动性。健康干预主要是针对可改变的危险因素制定干预方案。

2.按性质来源分类

性质能源概括起来有环境危险因素、行为危险因素、生物遗传危险因素和医疗卫生服务中的危险因素四类。个人健康状况受多种因素的影响，普遍认为，行为危险因素是主要的健康危险因素，占所有因素的 50%～55%，环境危险因素占 20%～25%，生物遗传危险因素占 15%～20%，医疗卫生服务中的危险因素占 10%～15%。以下重点介绍这四类健康危险因素。

二、健康危险因素的内容

（一）环境危险因素

环境是人类赖以生存和繁衍的重要条件。环境因素是指以人为主体的外部世界，即围绕人们的客观事物的总和，包括自然环境和社会环境。

1.自然环境危险因素

自然环境是人类和其他一切生命赖以生存和发展的基础，包括阳光、空气、水、气象、地理等。良好的自然环境因素对控制人体生物节律、维持机体正常代谢、增强免疫功能、促进生长发育等具有重要作用，是人类赖以生存和繁衍的重要条件，环境的质量对人类健康至关重要。

（1）生物因素。对人类健康尤为重要的生物因素主要包括微生物、寄生虫、支原体、原虫等。在"生物医学模式"时期，生物因素是人类疾病的主要病因；在如今的"生物-心理-社会医学"模式时期，生物因素仍是人类致病的三大要素之一。病原微生物引起的霍乱、伤寒、鼠疫等烈性传染病，曾在一段时期内严重威胁人类健康。近年来，新型冠状病毒肺炎、艾滋病（ADIS）、疯牛病（BSE）、严重急性呼吸综合征（传染性非典型性肺炎，SARS）、禽流感（AI）、埃博拉出血热（EHF）与中东呼吸综合征（MERS）等传染病的不断出现，以及全球一体化在传染病传播中作用的不断加大，再次提醒人们生物因素在致病过程中的重要程度和危害性。

（2）化学因素。由于人为的或自然的一些原因，造成空气、水、土壤及食物的化学组成在一定范围内发生变化，如各种燃料燃烧后排放的废气中含有大量二氧化硫、一氧化碳等，造成空气中这类气体含量增高；含汞、砷等重金属的工业废水可污染水源；用含镉废水灌溉农田，经过生物的富集作用，水稻吸收水中的镉，造成大米中镉含量显著增高。除人为的原因外，一些自然灾害，如火山爆发、地震、洪水、泥石流等，以及不同母岩形成的土壤都可使局部地区的空气、水、土壤的化学组成发生很大变化。例如，饮水型地方性氟中毒的发生，明显与浅层地下水含氟量高有关，而地方性砷中毒则与较深层地下水含砷量高有关。

（3）物理因素。环境中的物理因素可分为自然环境中的物理因素和人为的物理因素。自然环境中的声、光、热、电磁辐射等在环境中永久存在，它们本身一般对人体无害，有些还是人体生理活动所必需的外部条件，只有其强度过高或过低时，才会造成污染或异常。随着科学技术的进步和生产的发展，人为物理因素所造成的环境污染日趋严重，例如噪声污染、光污染、电磁波污染、电子污染、放射性污染等。

2.社会环境危险因素

人类生活在社会中，社会的政治、经济、宗教、文化、教育、科学技术、家庭、生活方式、风俗习惯、卫生服务、人口等因素不仅与人类生活和健康有直接关系，而且各因素之间互相影响。社会的政治制度、经济水平、宗教信仰及文化传统不仅直接影响人们的文化教育水平、生活方式和卫生服务质量，也影响对上述自然环境的保护、利用、改造的政策和措施。社会因素对人类健康的影响不是孤立的，往往通过影响人们的生活生产环境而影响人类的健康，更重要的是通过影响人们的心理状态而影响人类的健康。社会因素与心理因素对人类健康的影响是相辅相成的，他们关系十分密切。随着人们健康观念和医学模式的改变，社会心理因素对人类健康的影响正日益受到人们的重视。社会经济的发展程度与健康水平呈现密切的正相关关系。

世界各国健康水平差别巨大，发达国家与发展中国家疾病类型和死因谱不同。在经济落后的国家，贫困、营养不良、卫生设施落后和环境污染等，使传染病和营养不良引起的死亡占 5 岁以下儿童的 70%～90%。

（二）行为危险因素

行为危险因素是指由于自身行为生活方式而产生的健康危险因素，亦称自创性危险因素，也称行为生活方式因素。随着医学模式的转变，由于不良行为生活方式导致的疾病，危害健康的程度日益严重。据统计，前四位主要死亡原因——心脏病、肿瘤、脑血管病和意外伤害占总死亡数的 70%以上。上述四种死亡原因都与行为生活方式中的危险因素密切相关。

不良的行为生活方式可以避免，如不安全的性行为、吸烟、过量饮酒、不健康的饮食、不良的卫生习惯等。行为生活方式与慢性病的关系尤为密切，绝大多数慢性病都与以下四种行为危险因素密切相关：吸烟、过量饮酒、缺乏身体活动和不健康饮食。

1.吸烟

吸烟是许多可预防疾病的首要原因，如心脑血管病、糖尿病、肿瘤和呼吸系统疾病等。全世界每年因吸烟死亡的人数高达 600 万，其中因吸烟者死亡约 540 万。吸烟者心肌梗死的相对危险性和冠心病猝死的发生率都明显高于不吸烟者。吸烟是男性和女性心血管疾病共同的危险因素。过早吸烟、每日吸烟量和吸烟吸入深度是冠心病死亡风险上升的危险因素，而且吸烟和其他危险因素在冠心病方面存在协同效应。吸烟是慢性支气管炎、肺气肿和慢性气道阻塞的主要诱因之一。吸烟可引起中央性及外周性气道、肺泡及毛细血管结构及功能改变，同时对肺的免疫系统产生影响，从而导致肺部疾病的发生。烟草烟雾是一类致癌物，吸烟不仅是肺癌的重要致病因素之一，而且吸烟与口腔癌、食道癌、胃癌、结肠癌的发生有一定关联。香烟中的有害物质会影响胎儿的发育，孕妇吸烟者流产的发生率较不吸烟者要高，吸烟还与多种出生缺陷有关，如神经管畸形、足内翻、唇腭裂、隐睾等。

2.过量饮酒

酒精是造成 200 多种疾病和损伤的危险因素。饮酒还与精神和行为障碍等健康问题的发生相关，包括酒精依赖、肝硬化等主要非传染性疾病，癌症和心血管病，以及由暴力和交通事故及碰撞引起的损伤。世界卫生组织报告称，2012 年，全球因有害使用酒精造成 330 万人死亡，超过艾滋病、肺结核、暴力事件死亡人数的总和，占全球死亡总数的 5.9%。据估算，平均每 10 秒就有一人因饮酒而死亡。而其中一半以上的死亡是由慢性病引起的，如癌症、心血管病等。全球疾病负担若以伤残调整生命年（Disability Adjusted Life Years，DALYs）计算，4.5%是由酗酒引起的，其中癌症、心血管疾病和肝硬化约占 1/4。女性比男性更易罹患与酒精相关的健康疾患，但男性因酒精造成的死亡率高于女性。

3.缺乏身体活动

身体活动是指由骨骼肌肉产生的需要消耗能量的任何身体动作，包括体育运动、锻炼和其他活动，如游戏、步行、家务、园艺和舞蹈。缺乏身体活动是慢性病的独立高危因素，而全球三分之一的成年人缺乏身体活动。全球每年约有 320 万人因缺乏身体活动而死亡，占所有死亡人数的 6%，是全球四大死亡风险因素之一，仅次于高血压（13%）、烟草使用（9%），与高血糖（6%）并列。缺乏身体活动是心血管疾病、癌症和糖尿病等慢性病的主要风险因素。在许多国家，缺乏身体活动死亡率呈上升趋势，这加重了非传染性疾病负担，并影响全球总体健康。与一周 4 天以上每天从事至少 30 min 中等强度身体活动的人相比，缺乏身体活动的人的死亡风险增加 20%～30%。21%～25%的乳腺癌和结肠癌、约 27%的糖尿病、约 30%的缺血性心脏病的主要病因，都是缺乏身体活动。

4.不健康饮食

健康饮食有助于预防营养不良以及包括糖尿病、心脏病、脑卒中和癌症在内的多种非传染性疾病。全世界大约 1 600 万（1.0%）的 DALYs 和 170 万（2.8%）的死亡与水果蔬菜摄入不足有关，摄入充足的水果和蔬菜可降低心血管病的发病风险。与摄入水果蔬菜等低能量食物相比，摄入高脂高糖类高能量食物更易导致肥胖。饮食中食盐的摄入是血压水平的重要决定因素，也是心血管病发病的重要危险因素。WHO 建议，每人每天低于 6 g 食盐摄入有助于预防心血管疾病，高血压患者每人每天低于 5 g 食盐摄入。但大部分国家的人群摄入食盐量要高于此推荐水平。中国目前人均每日食盐摄入量为 10 g 左右，每年由心血管病导致的 170 万例死亡可归因于食盐/钠摄入过量。我国食盐摄入标准为每人每天低于 6 g。此外，饱和脂肪酸和反式脂肪酸也可增加心血管病的发病风险。

（三）生物遗传危险因素

影响健康的危险因素还有由于人类生物遗传因素造成的危险因素，包括直接与遗传有关的疾病和遗传与其他危险因素共同作用的疾病。

随着分子生物学和遗传基因研究的发展，遗传特征、家族发病倾向、成熟老化和复合内因学说等都已经在分子生物学的最新成就中找到客观依据。人们对于疾病的认识越来越深入，发现许多疾病与遗传因素有关。有的单基因遗传病直接与遗传因素有关，如红绿色盲、血友病、白化病等。但是，绝大多数疾病是基因与其他危险因素共同作用的结果，危险因素有年龄、性别、种族、疾病遗传史、身高、体重等。常见的疾病有心脑血管病、糖尿病、肿瘤等慢性病和精神疾病、阿尔茨海默病等。遗传因素也是造成机体对某些环境污染物易感的重要因素，如完全缺乏血清抗胰蛋白酶因子的人，吸入刺激性气体易造成肺损伤。红细胞中葡萄糖-6-磷酸脱氢酶（G-6-PD）缺乏的人，接触硝基氨基化合物易引起血液损害。肝、肾功能不良的患者，由于其解毒、排泄功能受影响，暴露于环境污染物下易发生中毒。

（四）医疗卫生服务中的危险因素

卫生服务指卫生机构和卫生专业人员以防治疾病、增进健康为目的，运用卫生资源和各种手段，有计划、有目的地向个人、群体和社会提供必要服务的活动过程，包括社会的医疗卫生设施和制度及其利用。以人为本，以健康为中心的健全的医疗卫生机构和完备的服务网络、足够的卫生经济投入及公平合理的卫生资源配置均对人群健康和疾病的预防起到积极的促进作用。我国的基本公共卫生服务项目的主要内容包括 11 大类 43 个项目：建立居民健康档案、健康教育、预防接种、儿童保健、孕产妇保健、老年人保健、慢性病患者健康管理、重性精神疾病患者管理、传染病和突发公共卫生事件报告和处理、卫生监督协管和中医药健康管理服务。全球基本卫生服务包括计划生育、产前保健、接生服务、儿童免疫、抗逆转录病毒治疗、结核病治疗，以及获取清洁水和卫生设施等。

医疗卫生服务因素是指医疗卫生服务系统中存在的各种不利于保护和增进健康的因素，包括医疗卫生服务匮乏、医疗质量低、误诊漏诊、过度医疗、医疗差错、院内交叉感染、医疗制度不完善等。广义而言，医疗资源是否合理布局、初级卫生保健网络的健全程度、城乡卫生人力资源配置悬殊、重治疗轻预防的倾向、医疗保健制度不完善等都是可能危害人群健康的因素。

三、健康风险评估

（一）健康风险评估概述

1.健康风险评估的定义

健康风险评估（Health Risk Assessment，HRA）是指用于描述或估计某一个体或群体未来发生某种特定疾病，或因某种特定疾病导致健康损害甚至死亡的可能性的量化方法或工具。

健康风险评估的目的是估计特定事件发生的可能性或概率，不是疾病的诊断。健康风险评估是在健康信息收集、健康风险识别、健康风险聚类和健康风险量化的基础上进行的。通过健康风险评估可以达到改变人们不良的行为生活方式、降低危险因素的目的，对于延长寿命、提高生命质量和改善人群健康水平具有重要意义。

2.健康风险评估的种类

健康风险评估按照应用领域可分为：①临床评估，主要对个人疾病状态、疾病进展和预后进行评估，包括体检、门诊、入院、治疗等；②健康与疾病风险评估，主要对健康状况、健康改变和可能患某种疾病的风险进行评估；③健康过程及结果评估，评估某种疾病的并发症及其预后等；④生活方式及行为健康评估；⑤公共卫生监测与人群健康评估，指从群体角度进行的健康危害和风险评估。

健康风险评估按照对象可分为：①个体评估，指对个体进行的健康状况、健康危害和疾病风险的评估。②群体评估，指在个体评估基础上对特定人群所做的健康风险和疾病风险评估。一般可从以下两个方面进行评估：一是对不同人群的危险程度评估，确定不同人群的危险程度，将危险程度最高的人群列为重点防治对象；二是对危险因素属性进行分析，区分人群健康危险因素哪些属于不可控因素，哪些属于可控因素，对可控因素加强干预。

健康风险评估按照功能可分为一般健康风险评估、疾病风险评估和健康功能评估。

3.健康风险的表示方法

（1）死亡率和发病率。健康风险都是以发病率或死亡率作为标的进行表达的。特定原因死亡率的临床定义已取得广泛共识，居民死亡率表提供了一个全面、可靠的标准参考。因而，基于死亡率的危险度计算一般比较容易获得定义清晰的基础信息。相对于死亡率，发病率的定义就不那么清晰了，而且不像死亡率那样具有统一的案例报告要求。现在的健康风险更多地用发病率来表示，发病率较死亡率更容易被服务对象接受，同时更容易促使服务对象采取措施改变健康状况。

（2）危险度。危险度有相对危险度和绝对危险度两种表述方式。危险度适用于一个具有共同先兆的若干个体组成的人群，而不能看作某一个人死亡的危险。

相对危险度（Relative Risk）是指暴露于某种健康危险因素人群患病率（或死亡率）与非暴露于该危险因素人群的患病率（或死亡率）之比，反映的是健康危险因素与疾病的关联强度及个体相对特定人群患病危险度的增减程度。相对危险度是与人群平均水平相比的，人群平均危险度可以来自一个国家或一个地区的按年龄和性别统计的死亡率表。如果把人群平均危险度定为1，则其他相对危险度就是比1大或比1小的数字。绝对危险度（Absolute Risk）是指暴露于某种健康危险因素人群患病率与非暴露于该危险因素人群的患病率之差，反映的是健康危险因素对个体未来患病可能性或概率的增减量，是反映发病归因于危险因素的程度。

针对某个个体按照一定方法和流程计算出来的危险度称为评估危险度。评估危险度是指具有共同危险因素分值的若干个个体组成的人群，而不能看作某个个体的死亡或发病危险。如果认为可以将每个风险因素修正到了一个理想水平，可对危险度再进行一次计算。如此将所有先兆因素修正到目标水平计算出来的危险度叫作理想危险度（Achievable Risk），理想危险度表示的是健康风险降低的空间。需要注意的是，所有的风险因素或先兆因素是指可改变的危险因素。

（3）评估分值。危险度有时也称为评估分值，两者的意义相同，都是用于表示个人风险的高低。将可改变的危险因素改变和降低后达到的新的危险度称为目标分值。如果受评估者的信息显示与 HRA 建议的所有目标已经达到吻合了，其目标分值也就和评估分值一样了。假设将所有可改变的危险因素修正到理想水平，此时称为理想分值。

（4）健康年龄。健康年龄是指具有相同评估总分值的男性或女性人群的平均年龄。为得到健康年龄，受评估者的评估危险度要和同年龄、同性别人群的平均危险度相比较。如果某个人的评估危险度与人群平均危险度相等，则他的健康年龄就是其自然年龄；如果某人的评估危险度高于人群平均危险度，则他的健康年龄大于其自然年龄；如果评估危险度低于人群平均危险度，则其健康年龄小于其自然年龄。理想危险度对应理想分值和理想健康年龄，健康年龄与理想健康年龄之差称为增长年龄。

（二）健康风险评估流程

健康风险评估包括健康信息采集、风险计算、评估报告三个基本模块。

1.健康信息采集

健康信息采集是进行健康风险评估的基础，健康信息有卫生服务记录、体检信息、行为生活方式信息三个来源。问卷是健康管理最常用的信息收集方法。问卷内容主要包括以下几方面：①生理、生化数据，如身高、体重、血压、血脂等；②生活方式数据，如吸烟、膳食与运动习惯等；③个人或家族健康史；④其他危险因素，如精神压力；⑤态度和知识方面的信息。

2.风险计算

风险计算一般有单因素加权计算法和多因素模型分析法两种方法。

（1）单因素加权计算法。早期的健康风险评估主要采用单因素加权计算法，即以特定人群和特定疾病的患病率或死亡率作为评价指标，将单一因素与患病率或死亡率的关系以相对危险性来表示其强度，各相关因素相对危险性的加权分数即为患病或死亡的危险性。疾病风险可用相对危险度和绝对危险度表示。比较典型的有美国卡特中心（The Carter

Center）的吸烟与肺癌风险评估和美国糖尿病协会（ADA）的评价方法。单一健康危险因素比较简单，偏倚相对容易控制，不需要很多指标和大量的数据分析。但是，疾病尤其是慢性非传染性疾病往往是多种健康危害因素共同作用及环境与遗传交互作用的结果。因此，单一健康危险因素的危险性评估和疾病预测存在着很大的局限性。

（2）多因素模型分析法。多因素数理模型分析计算法是采用数理统计、流行病学和病因学研究方法，对多种健康危险因素的疾病危险性评价和预测，建立患病或死亡危险性与各个健康危险因素之间关系的模型，得出某种疾病发病或死亡的危险性，更接近疾病发生和发展过程，涵盖了更多的疾病相关参数，对疾病的风险评估也更加准确。这类方法比较经典和成功的例子是 Framingham 的冠心病预测模型，该方法将主要的冠心病危险因素作为参数列入模型指标体系，采用 Logistic 回归分析危险因素与疾病的关联，建立危险评分标准、冠心病预测模型和评价工具，并在冠心病风险评估过程中应用，取得了令人满意的效果。

随着生物医学和生命科学的发展，人们对生命和疾病发展过程的认识逐步深刻，计算机技术、网络技术的进步使与健康、疾病相关的海量数据的存储、分析、处理和共享成为可能。越来越多的前瞻性队列研究，如 Meta 分析方法和循证医学的研究方法被用于健康和疾病风险评估。多元数据处理技术和数据挖掘技术的不断成熟为健康风险和疾病风险评价提供了强有力的技术支持。

3.评估报告

健康评估报告一般应包括个体或群体的人口学特征、健康信息汇总、疾病风险评估、健康危险因素重点提示、健康生活方式评估报告、健康促进与指导信息报告、个性化膳食处方、个性化运动处方等。

（三）健康风险评估的作用

1.识别健康危险因素和评估健康风险

健康风险评估的首要目的是帮助个体综合认识健康风险，对个体或群体的健康危险因素进行识别，对健康风险进行量化评估。在疾病发生、发展过程中，健康危险因素往往呈现出多元化，并且相互影响，甚至产生联合作用。很多危险因素并不表现出病症，往往是一病多因，同时又一因多果，正确判断哪些因素是引起疾病的主要因素，对危险因素的有效干预和疾病预防控制至关重要。

2.修正不健康的行为生活方式

健康风险评估通过个性化和量化的评估结果，使个体认识到自身某些行为和生活方式对健康的损害程度，有助于其正确认识不良行为生活方式，在科学的指导下，主动修正不良生活方式，追求健康的生活方式，以达到预防和改善慢性病的目的。

3.制定健康指导方案和个性化干预措施

通过健康风险评估个体的主要健康问题及其危险因素，并确定危险因素的属性，进而为个体制定健康指导方案和个性化干预措施。对危险因素进行干预是防止慢性病、生活方式相关疾病和代谢疾病的最有效的方法。因此，科学的健康指导方案和个性化干预措施能够有效降低个体的发病风险，减少或延缓疾病的发生。

4.干预措施及健康管理效果评价

健康风险评估可以用于干预措施、健康指导方案和整个健康管理的效果评价。健康管理是个连续不断的监测—评估—干预的周期性过程，即在健康干预措施实施一段时间后，需要评价其效果，调整计划和干预措施。实施健康管理和个性化干预措施后，个体的健康状态和疾病风险可以通过健康风险评估得到再确认，有效的健康干预和健康管理可以改善健康状态、降低疾病风险，健康管理中出现的问题，也可通过健康风险评估去寻找原因，从而进一步完善和修正健康指导计划和干预方案。

5.健康管理人群分类及管理

在对群体进行健康管理时，为了使健康管理更加有效，针对性更强，通常要筛选高危人群进行分层管理。而健康管理可依据管理人群的不同特点做分类和分层管理，将管理人群根据健康危险因素的多少、疾病风险的高低和医疗卫生服务利用水平及医疗卫生费用等标准进行划分，对不同管理人群采取有针对性的健康管理、健康改善和健康干预措施。一般来说，健康危险因素多、健康风险和疾病风险高的群体或个体的健康管理成本和医疗卫生费用相对较高，基本医疗保障和基本公共卫生服务费用的增加可以有效降低疾病风险和医疗费用。人群分类管理针对性强，能有效提高管理质量和效率。

6.其他

应用健康风险评估还可满足其他目的需求，如评估数据被广泛地应用在保险的核保及服务管理中，根据评估数据进行健康保险费率的计算便是一个典型的例子。另外，将健康评估数据与健康费用支出相联系，还可进行健康保险费用的预测。

第三节　健康管理基本策略

健康管理策略就是健康管理的基本方法与路径，可以从宏观和微观两个方面去理解。宏观的健康管理策略，通常是指国家医疗卫生服务的总体方向、目标和工作重点，以及对国家总体健康资源的管理策略，如《"健康中国2030"规划纲要》等。国家已经把卫生工作的重点从注重疾病诊治转向对生命全过程的健康监测、疾病预防与控制、预防与诊治并重，对总体健康资源管理的方向与目标，由权威的统一协调组织机构进行管理。微观的健康管理策略，是指生活方式管理、健康需求管理、疾病管理、灾难性病伤管理、残疾管理和综合的群体健康管理等。本章主要介绍常见的微观健康管理策略。

一、生活方式管理

（一）生活方式管理概述

生活方式，即个人在生活中形成的具有规律性的行为特征，包括饮食结构、工作、睡眠、运动、文化娱乐、社会交往等诸多方面。生活方式的核心要素是生活习惯，它以经济为基础，以文化为导向，受个体价值观、道德伦理等影响。一个人不良的生活习惯，如过多的社会应酬、吸烟、过量饮酒、缺乏运动、过度劳累等，都是危害人体健康的不良因素。通过健康促进技术，可以使人们远离不良生活行为，减少健康危险因素对健康的损害，预防疾病，促进健康发展。因此，采取生活方式管理是必要的，也是必需的。从卫生服务的角度来说，生活方式管理是指以个人或自我为核心的卫生保健活动，强调个人选择行为方式的重要性。与不良生活习惯危害的严重性相对应，膳食、体力活动、吸烟、适度饮酒、精神压力等因素，是目前生活方式管理的重点。生活方式管理有以下特点：

1.以个体为中心

以个体为中心强调个体的健康观念和作用。由于人们在情趣、爱好、嗜好、价值取向方面有所不同，因而生活习惯和行为方式也有所差异。在这个意义上，生活方式都是由个体自己来掌控的，选择什么样的生活方式属于个人的意愿。生活方式管理的目的，在于告诉人们哪些是有利于健康的生活方式，应该坚持，如不吸烟，不挑食、偏食，适量运动等；同时，告诉人们哪些是不健康的生活方式，应该避免或中止，如吸烟、酗酒、缺乏运动、过度劳累等。尤其需要注意的是，健康管理者要提供条件供大家进行健康生活方式的体验，指导人们掌握改善生活方式的技巧等。但健康管理者不能替代个人做出选择何种生活方式的决策，即使一时替代性地做出选择，也难长久坚持。

2.以健康为中心

在健康管理过程中，首先需要始终贯穿以人的健康为中心的思想，树立科学的生活方式理念。合理膳食、适量运动、戒烟限酒、心理平衡是构筑健康的四大基石。其次，预防是生活方式管理的核心，其含义不仅是预防疾病的发生，还在于在一定程度上逆转或延缓疾病的发展历程。三级预防体系旨在控制健康危险因素，将疾病控制在尚未发生之时的第一级预防；通过早发现、早诊断、早治疗而防止或减缓疾病发展的第二级预防；防止伤残，促进功能恢复，提高生存质量，延长寿命，降低病死率的第三级预防。三级预防在生活方式管理中都很重要，其中尤以第一级预防最为重要。有效地整合三级预防，是生活方式管理的重点。

3.形式多样化

强调综合性生活方式管理策略。生活方式管理是其他健康管理策略的基础。例如，生活方式管理可以纳入疾病管理项目中，用于减少疾病的发生或降低疾病的危害。它可以在需求管理项目中出现，通过提醒人们进行预防性的医学检查等手段，来帮助人们更好地实现健康需求。但是，不管采取哪种方法与技术，生活方式管理的目的都是相同的，即通过选择科学、健康的生活方式减少或避免疾病的危险因素，预防疾病的发生。生活方式管理不仅节省了更多的成本，还收获了更多的边际效益。

（二）生活方式管理超理论模式

生活方式管理超理论模式是一种新兴的行为改变理论模式。健康行为的改变和进步要经历几个阶段，按照行为阶段模型可以划分成不同阶段，每个人的行为在不同的时期处于不同的阶段。人们的行为可以在不同的阶段之间移动，不同阶段的行为干预需采取不同的措施，具体而言，行为改变阶段包括考虑前期阶段、认真考虑阶段、准备阶段、行动阶段和维持阶段。

（1）考虑前期阶段（意向前期）：此时期个体尚未意识到不良行为所带来的危险，不愿改变自己的行为，也未打算在近期改变自己的某种行为方式。一般并不认为其行为方式存在什么不妥。

（2）认真考虑阶段（意向期）：已经意识到其行为方式存在很大的问题，并开始认真地思考改变自己的行为，而且准备在近期内（一般为 6 个月）对自身行为做出改变。

（3）准备阶段（准备期）：希望马上改变自身行为方式（通常期限在下个月内），或者是目前已经在尝试对自身行为方式做出一些改变。一些间断性的行为变化已经出现，但持续性的变化尚未出现。

（4）行动阶段（行动期）：能为自己制订一些计划，并积极地改变着自身行为。此时期，个体已经出现了维持性行为变化，但持续时间不超过 6 个月。

（5）维持阶段（维持期）：当一个人对自身行为的改变已经维持一段时间，一般为 6 个月或更长，可认为其目前处于维持阶段。

这 5 个阶段是一个循环往复的过程，人们会以各自不同的速度或节点，在这几个阶段中一遍又一遍地循环重复。通常人们处于前几个阶段的时间会相对长一些，而且往往会在行动阶段或维持阶段功亏一篑，而不得不再次重复前面的几个阶段（考虑前期阶段、认真考虑阶段、准备阶段）。

（三）生活方式管理干预技术

生活方式管理策略主要通过一些干预技术来促使人们改变生活方式，并朝着有利于健康的方向发展。常用的干预技术主要有教育、激励、训练和营销四种。

1.教育

教育是一种有目的、有组织、有计划、系统地传授知识和技术规范等的社会活动，通过传递知识，使个体树立正确的健康生活方式态度；通过传授技能，使个体获取改变不健康行为方式的能力。将生活方式管理策略通过教育的手段实施是干预技术中最直观的方式。教育要具有明确的目的性，要将确立个体正确的健康态度作为目的，不断加强对个体的教育，改变其不健康的行为方式，最直观地体现生活方式管理的过程。因此，教育是生活管理干预技术的直观体现和基础。

2.激励

激励是通过正面强化、反面强化、反馈促进、惩罚等措施进行行为矫正的方法。个体在激励的作用下，不断产生改变生活方式的动力，从而达到干预的最终目的。因此，激励在干预技术中起着至关重要的内驱力作用。激励有助于挖掘个体的潜能，提升干预的效果。通过激励，个体不断提升自身内驱力，从内心渴望自我突破和改变。

3.训练

训练是通过一系列的参与式训练与体验，培训个体掌握行为矫正的技术。通过训练，使个体有计划、有步骤地学习和掌握生活方式的管理技术，不断提升个体的生活方式管理，这是生活方式管理干预技术中最高效的技术。训练在于不断增强个体新的生活方式频率，从而使个体对新的生活方式快速适应，最终获得习惯性的生活方式。高强度的训练可以使个体在短时间内更容易习得健康的生活方式。

4.营销

营销是利用社会营销技术推广健康行为，营造健康的大环境，促进个体改变不健康的行为，是生活方式管理干预技术中最具社会性的手段。营销的前提是明确社会群体中不同人群的不同需求，抓住不同人群的不同需求。一般来说，营销可以通过社会营销和健康交流，帮助建立健康方案的知名度、增加健康管理方案的需求和帮助人们直接改变行为。社会营销是用名人效应让人们接受社会观念改变行为。健康营销计划包括市场分析、市场细分、营销策略、原材料和产品分配、训练、监控、评估、管理、时间表和预算。目前，健康营销活动越来越多地使用了大众传媒。公益广告、电视剧中的故事情节常被用来向大众传播健康风险和健康行为的信息。

二、健康需求管理

（一）健康需求管理概念

经济学上的需求，是指消费者在一定时期内、一定价格条件下，愿意并且能够购买的商品及其数量。健康需求，是指在一定时期内、一定价格水平上，人们愿意且有能力购买的卫生服务量，它包括由需要转化来的需求（有效需求）和没有需要的需求（如认知需求和诱导需求等）。由于健康服务专业的复杂性和消费者对于健康知识和信息的匮乏，消费者对于自己的健康服务需求具有不确定性。健康需求是人类的基本需求，可以从身体、精神、社会三个层次去理解。常见的健康需求管理，主要通过为人们提供各种可能的信息和决策支持、行为支持及其他方面的支持，帮助其在正确的时间、正确的地点，寻求恰当的卫生服务，指导个人恰当地选择种类繁多的营养保健食品、理疗仪器及医疗服务等。其实质是通过帮助消费者维护自身健康、寻求恰当的医疗保健，来控制健康消费的支出和改善对医疗保健的利用。健康需求管理并非不让人们利用卫生服务，而是要人们减少不合理的和非必需的医疗服务的利用，帮助人们维护自身健康和更合理地利用医疗卫生服务资源。健康需求管理重视患者人群的知识、观念、态度和偏好等因素对卫生服务利用的影响，因而强调对人群教育的重要性，鼓励其在医疗服务中利用决策服务发挥积极作用，通过对人们的卫生需求实施指导，帮助其做出理性的消费选择，以减少人们对那些原以为是非常必需而昂贵的，但临床上却不一定有效、必要的医疗保健服务的使用。

（二）影响健康需求的主要因素

1.患病率

患病率可以影响健康服务需求，因为它反映了人群中疾病的发生水平。

2.感知到的需要

个人感知到的健康服务需要是影响服务利用最重要的因素。有很多因素影响着人们感知到的需要，主要包括个人关于疾病危险和卫生服务益处的知识、个人感知到推荐疗法的疗效、个人评估疾病问题的能力、个人感知到的疾病严重性、个人独立处理疾病问题的能力及个人对自己处理好疾病问题的信心等。

3.消费者选择偏好

消费者选择偏好的概念强调个人在决定其健康干预措施时的重要作用。医生和健康管理师的职责是帮助个人了解这种干预措施的益处和风险。

4.健康因素以外的动机

事实表明，一些健康因素以外的因素，如个人请病假的能力、残疾补贴、疾病补助等都能影响人们寻求医疗保健的决定。

（三）健康需求管理实现途径与方法

1.实现途径

健康需求管理主要有两种实现途径：一种是通过对需方的管理来实现，另一种是通过对供方的管理来实现。常用的手段包括寻求手术的替代疗法，帮助人们减少特定的危险因素并采纳健康的生活方式，鼓励自我保健干预等；对患者进行健康教育，提倡对医疗服务的理性消费，提供24小时电话免费咨询服务，通过互联网等多种管理方式来指导个体正确地利用各种医疗保健服务来满足自己的健康需求。

2.实现方法

健康需求管理通常采用的方法有：①自我保健服务，包括电话咨询，临床、体检的结果解答，寻医问药。②就医服务，包括为门诊定专家、定时间、定地点，给予绿色通道挂号、预约专家、陪同就医、帮助取药、联系住院床位等。③转诊服务，包括联系医疗机构、预约专家等相关业务。④基于互联网的卫生信息服务。⑤健康课堂，包括定期派出专家到客户企业咨询、指导、检查、讲课等。另外，健康管理专业人员还可以通过提供自助决策支持系统和行为支持，使个人更好地利用医疗保健服务，为消费者在正确的时间、正确的健康服务机构，选择正确的健康服务类型。

健康需求管理是一个动态的过程，它以确认需求开始，再进行需求分析，力图实现与客户需求的最佳结合，最终得到满足客户需求的最佳解决方法。

三、疾病管理

（一）疾病管理概念

疾病管理策略是以系统为基础的疾病管理，是以疾病发展的自然过程为基础的综合的、一体化的保健和费用支付体系，其目的是提高患者的健康状况、减少不必要的医疗费用。疾病管理策略以循证医学为基础，通过确定目标，进行临床综合分析，协调保健服务，提供医疗支持。

美国疾病管理协会（Disease Management Association of America，DMAA）认为疾病管理是一个协调医疗保健干预和与人沟通的系统，强调患者自我保健的重要性。疾病管理支撑医患关系和保健计划，强调应用循证医学和增强个人能力的策略来预防疾病的恶化，它以持续性地改善个体或群体健康为基准来评估临床、人文和经济方面的效果。从 DMAA 的观点看，疾病管理既是一种产业，也是健康管理的一种策略和方法，应用这种方法可以为人群提供最好的个体对个体的卫生保健实践。

（二）疾病管理目标

疾病管理相关项目旨在加强患者和医生之间的沟通，通过必要的反馈来纠正患者的行为方式（延缓疾病的发展并预防并发症），衡量干预措施的有效性。通过适当的安排，疾病管理以全面的方式为患者提供医护服务和健康服务，而不仅是关注药品对疾病的治疗。疾病管理的实质是在不降低医疗服务质量的前提下，提高患者的生存质量，降低医疗费用。其最终目标是通过健康产业链的各组织和部门间的相互协作，提供持续、优质的健康保健服务，以提高成本效益或得到最佳效果，并在此基础上提高疾病好转率和目标人群对健康服务的满意度。

疾病管理强调注重临床和非临床相结合的干预方式。任何时候，这两种干预方式都能发挥其积极的影响。理想情况下，疾病管理可以预防疾病恶化并减少昂贵的卫生资源的使用，把预防手段和积极的病例管理作为绝大多数疾病管理计划中两个重要组成部分。

（三）疾病管理特点

（1）目标人群是患特定疾病的个体。疾病管理以人群为基础，重视疾病发生发展的全过程管理（高危的管理，患病后的临床诊治、保健康复，并发症的预防与治疗等），强调预防、保健、医疗等多学科的合作，提倡资源的早利用，减少非必需的医疗花费，提高卫生资源和资金的使用效率。

（2）关注个体或群体连续性的健康状况与生活质量。不以单个病例和（或）其单次就诊事件为中心，而是关注个体或群体连续性的健康状况与生活质量，这也是疾病管理与传统的单个病例管理的区别。

（3）强调医疗卫生服务及干预措施的综合协调。疾病管理关注健康状况的持续性改善过程，而大多数国家卫生服务系统的多样性及复杂性，使得协调来自多个服务提供者的医疗卫生服务与干预措施的一致性和有效性特别艰难。然而，正因为协调困难，也显示了疾病管理协调的重要性。

四、灾难性病伤管理

（一）灾难性病伤管理概念

灾难性病伤管理中的"灾难性"有两层含义：第一层含义是指重大疾病对患者的身体损伤是"灾难性"的，如患肿瘤、脏器衰竭、严重外伤等；第二层含义是指所患疾病需要的医疗支出金额巨大，对患者家庭造成"灾难性"影响，巨大的医疗支出也被称为"灾难性医疗保健支出"（Catastrophic Health Expenditures，CHE）。因此，灾难性病伤管理较之一般疾病管理更具复杂性和艰难性。灾难性病伤管理是疾病管理的一个特殊类型，关注的是"灾难性"的疾病或者伤害。灾难性病伤是十分严重的病伤，其管理复杂，经常需要多种服务和转移治疗地点。普通慢性病在强度和效果方面都可预知，而灾难性病伤比较少见，其发生和结果都难以预计。实践过程中发现，脑损伤、严重烧伤、多种癌症、器官移植和高危新生儿等情况均适合灾难性病伤管理。

（二）灾难性病伤管理技术方法

灾难性病伤管理依靠专业化的疾病管理服务，解决相对少见的医疗问题和高额费用问题。通过协调医疗活动和管理多维化的治疗方案，灾难性病伤管理可以减少花费和改善治疗效果。通过综合利用患者和家属教育、患者自我保健选择和多学科小组管理，使医疗上需求复杂的患者能在临床、财力和心理上获得最优结果。灾难发生时，利用短缺的医疗资源最大限度地提高救治效率尤为重要。因此，对救治工作实行标准化，在实际工作中具有突出的指导作用。

灾难时期这种标准化的救治服务被称为紧急标准服务（Crisis Standards of Care，CSC），它包含 5 种重要元素：①救治过程必须以符合伦理学要求为基础，做到公正、透明、连续、均衡和有责任心；②借助依托的社区机构，提供预约、教育和沟通；③CSC 过程必须符合法律规定；④明确的适应证、诱因及责任规定；⑤基于证据的临床过程和操作。

五、残疾管理

（一）残疾管理概念

残疾管理是基于生物医学层面开展起来的，如医学专业人士监督损伤的治疗，并且有责任给残疾人提供适合他们的工作。

（二）残疾管理的主要目标

残疾管理的目的是减少残疾事故发生的频率和费用代价。残疾管理的具体目标包括防止残疾恶化、注重功能恢复、实行循环管理和帮助重返社会等。残疾管理的主要目标有：①防止残疾恶化；②注重功能性能力而不是疼痛；③设定实际康复和返工的期望值；④详细说明限制事项和可行事项；⑤评估医学和社会心理学因素；⑥与患者和雇主进行有效沟通；⑦有需要时考虑复职情况；⑧实行循环管理。

（三）影响残疾时间的因素

1.医学因素

影响残疾时间的医学因素主要包括：①疾病或损伤的严重程度；②个人选择的治疗方案；③康复过程；④疾病或损伤的发现和治疗时期；⑤接受有效治疗的容易程度；⑥药物

治疗还是手术治疗；⑦年龄影响治愈和康复需要的时间，也影响返回岗位工作的可能性；⑧并发症的存在，依赖于疾病或损伤的性质；⑨药物效应，特别是副作用。

2.非医学因素

影响残疾时间的非医学因素主要包括：①社会心理问题；②职业因素；③工作与同事、主管之间的关系；④工作压力；⑤工作任务的不满意程度；⑥工作政策和程序；⑦即时报告和管理受伤、事故、旷工和残疾的情况；⑧诉讼；⑨心理因素；⑩过渡性工作的信息通道不流畅。

六、综合的群体健康管理

（一）综合的群体健康管理概念

综合的群体健康管理（Population Health Management）是指通过上述不同的健康管理策略，来对群体和个体提供更为全面的综合性的健康管理服务。这些策略都是以人的健康需要为中心而发展起来的。在群体健康管理实践中，应考虑采取综合的群体健康管理模式。例如，对一般人群需要提供生活方式管理，企业需要对员工进行需求管理，医疗保险和医疗机构需要开展疾病管理，大型制造业需要进行残疾管理，健康保险公司和社会福利机构需要提供灾难性病伤管理。

（二）综合的群体健康管理技术方法

综合的群体健康管理的重要目的是在分析某个群体健康管理需求的基础上，为健康管理的实施者提供有效的管理对象、管理目标、管理路径，制定科学合理的健康管理方案，从整体上提升健康管理的效果、效用和效益。群体健康管理成功的关键在于系统性收集健康状况、健康风险、疾病严重程度等方面的信息，评估这些信息和临床及经济结局的关联，以确定健康、伤残、疾病、并发症、返回工作岗位或恢复正常功能的可能性。

群体健康管理方法依据三级预防策略。一级预防，是指在疾病发生之前的预防，称为病因预防，如生活方式干预策略，改变不良生活方式和行为。二级预防，是指在疾病发展前对疾病的早期诊断监测，称为临床前期预防。通过适宜技术对常见疾病进行筛查，如乳腺癌筛查、胃癌筛查等。三级预防，指在疾病发生后预防其发展和蔓延，以减少疼痛和伤残。大多数疾病管理项目以三级预防为主。

参考文献

[1]井霖源.内科学基础[M].北京：中国中医出版社，2015.

[2]杨岚，沈华浩.呼吸系统疾病[M].北京：人民卫生出版社，2015.

[3]董卫国，魏云巍，富冀枫.消化系统[M].北京：人民卫生出版社，2015.

[4]葛均波.心血管系统疾病[M].北京：人民卫生出版社，2015.

[5]汤宝鹏，陈明龙，杨新春.实用心律失常介入治疗学[M].北京：科学出版社，2017.

[6]赵水平.心血管疾病规范化诊疗精要[M].长沙：湖南科技出版社，2018.

[7]李宪伦，段军，张海涛.临床心血管血流动力学[M].北京：人民卫生出版社，2018.

[8]林果为，王吉耀，葛均波.实用内科学[M].15 版.北京：人民卫生出版社，2017.

[9]成立红.妇产科疾病临床诊疗进展与实践[M].昆明：云南科学技术出版社，2020.

[10]胡相娟.妇产科疾病诊断与治疗方案[M].昆明：云南科学技术出版社，2020.

[11]樊明英.临床妇产科诊疗[M].北京：科学技术文献出版社，2020.

[12]吕刚.妇产科疾病诊治与进展[M].天津：天津科学技术出版社，2020.

[13]饶燕.妇产科诊疗思维技巧与疾病研究[M].北京：科学技术文献出版社，2020.

[14]王培玉.健康管理学[M].北京：北京大学医学出版社，2012.

[15]王陇德.健康管理师　基础知识[M].2 版.北京：人民卫生出版社，2019.

[16]王陇德.健康管理师　国家职业资格三级[M].2 版.北京：人民卫生出版社，2019.

[17]傅华.健康教育学[M].北京：人民卫生出版社，2017.

[18]马骁.健康教育学[M].北京：人民卫生出版社，2004.

[19]彭琰，严莉，朱红.大数据时代用户健康信息学的价值[J].医学信息学杂志，2014，35（1）：2-6.